Dr. Nicole Schaenzler | Markus Breitenberger

HASHIMOTO
ganzheitlich behandeln

Symptome lindern,
Lebensqualität steigern

Mit 20 leckeren Gerichten
wieder in Balance kommen

Inhalt

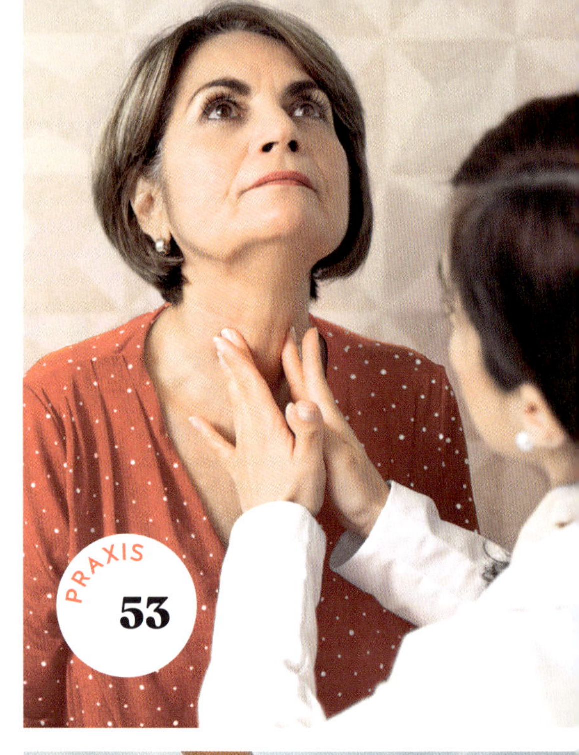

THEORIE 9

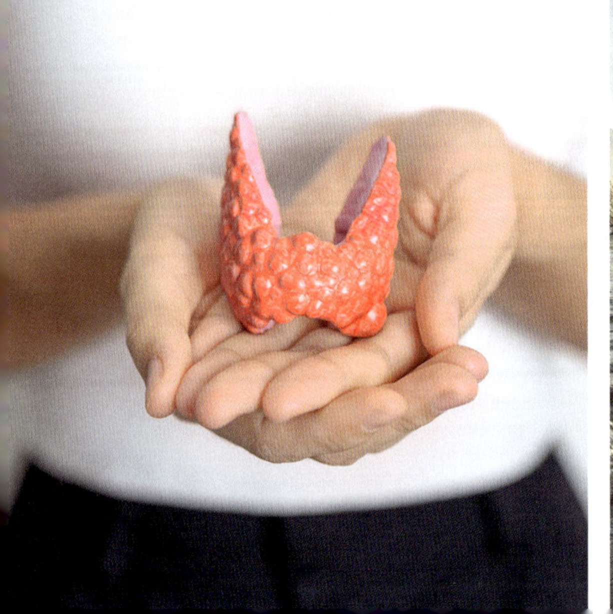

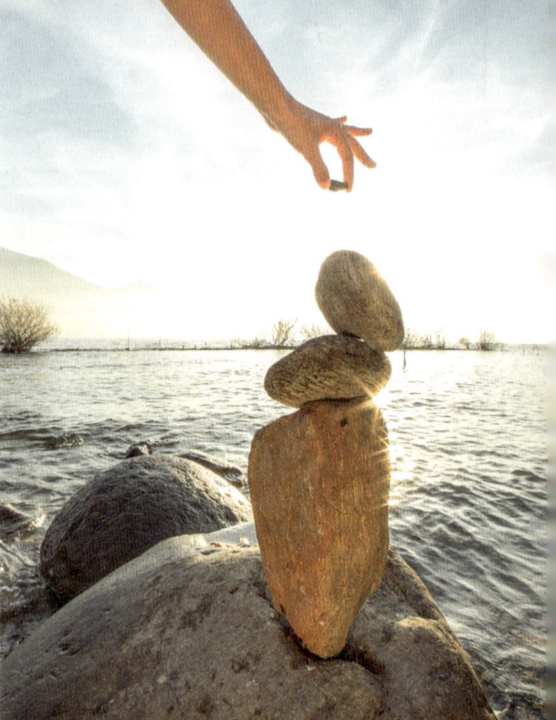

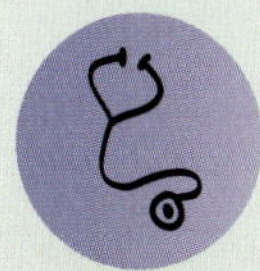

Theorie

7 Vorwort

9 **HASHIMOTO GANZHEITLICH BETRACHTET**

10 **Autoimmunkrankheit Hashimoto**
11 Kleines Organ, große Wirkung
18 Eine folgenschwere Störung des Immunsystems

24 **Die Suche nach der Ursache**
25 Die Rolle der Gene
26 Extra: Jod – Fluch oder Segen?
30 Inititalzünder Infektion
31 Auslöser Stress
34 Ermüdete Nebennieren
36 Schilddrüsenhormone und Leber
37 Die Rolle der weiblichen Hormone
39 Glutensensitivität und Hashimoto – Gibt es einen gemeinsamen Nenner?
43 Extra: Die Darmbarriere – Schutzwall zum Außen
44 Hashimoto durch Insulinresistenz?
44 Weitere mögliche Auslöser
45 Der unberechenbare Krankheitsverlauf
47 Wie wird die Diagnose »Hashimoto« gestellt?

Praxis

53 **HASHIMOTO GANZHEITLICH THERAPIEREN**

54 **Die Säulen der Regulationstherapie**
55 Welche Medikamente gibt es?
56 Umstimmung in mehreren Schritten
59 Den Darm sanieren
60 Aktiv gegen die Entzündung
63 Orthomolekulare Medizin bei Mangelerscheinungen
67 Stärkung von Nebennieren, Leber, Schilddrüse

70 Die Beschwerden wegessen
71 Die eine Diät gibt es nicht!
78 Glutenfreie Rezepte
84 Schlankmacher-Rezepte
94 Low-Carb-Rezepte
104 Antientzündliche Rezepte

117 HÄUFIGE SYMPTOME – UND WAS DAGEGEN HILFT

118 Beschwerden ganzheitlich behandeln
119 Wahl der Therapie
121 Müdigkeit
126 Frieren, Kälteempfindlichkeit, niedriger Blutdruck, körperliche Schwäche
129 Wassereinlagerungen, teigige, trockene Haut, Zungenschwellung
131 Gewichtszunahme
134 Verstopfung
135 Depressive Verstimmung, Entschlusslosigkeit
137 Sexuelle Unlust
139 Haarausfall
140 Angstzustände mit Herzrasen und/oder Herzstolpern
144 Eisenmangel
145 Kloßgefühl im Halsbereich
146 Muskelschwäche, Muskelschmerzen, Nackenverspannungen
149 Gelenkschmerzen
150 Karpaltunnelsyndrom
152 Erhöhter Cholesterinspiegel

Service

154 Bücher & Adressen
156 Sachregister
158 Rezeptregister
159 Impressum

REZEPTE

78

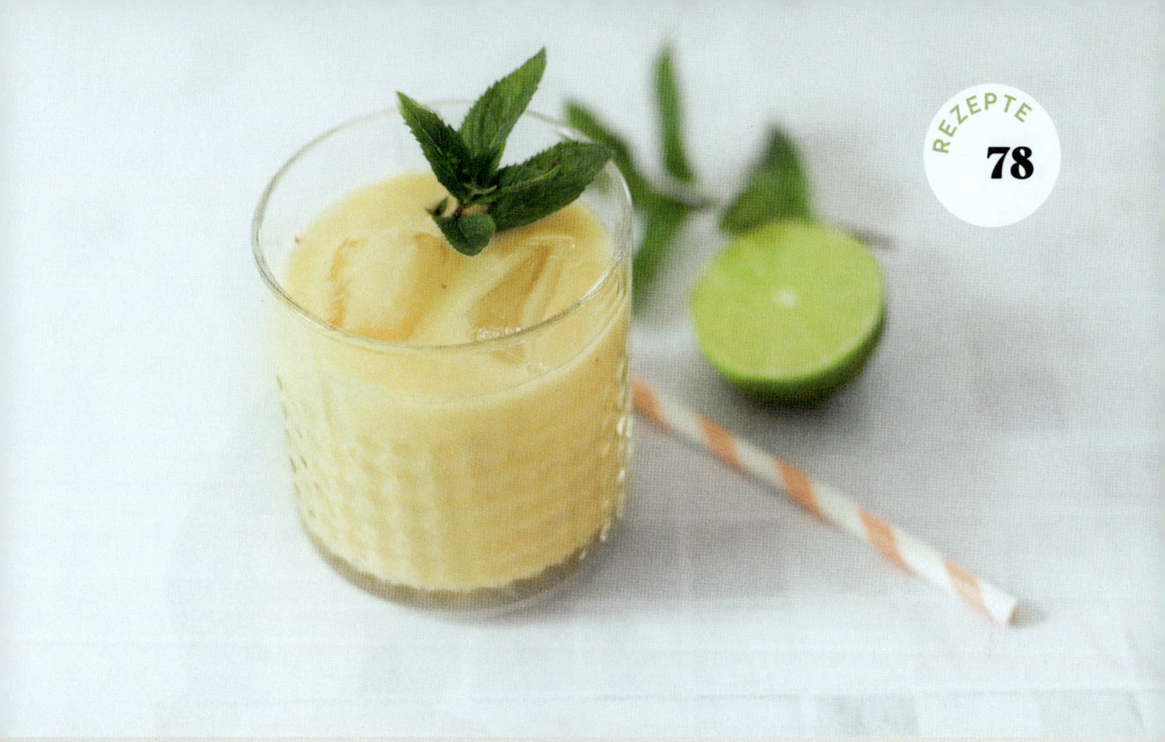

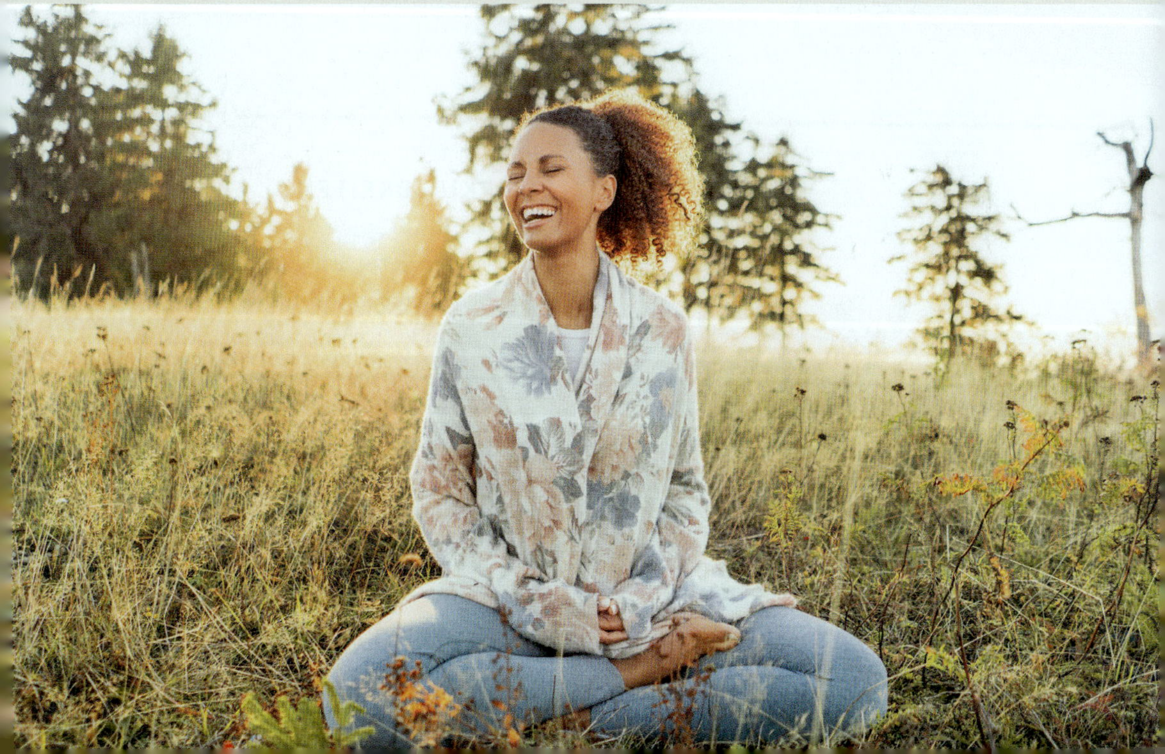

Um wieder beschwerdefrei zu werden, reicht es nicht aus, den Hormonmangel auszugleichen – es muss der gesamte Organismus wieder ins Lot gebracht werden.

DR. NICOLE SCHAENZLER

ist promovierte Philologin und seit über 25 Jahren als Medizinjournalistin tätig. Als Fachautorin hat sie zahlreiche Bücher zu medizinischen und naturheilkundlichen Themen geschrieben sowie Beiträge zu den Therapiemöglichkeiten der Komplementärmedizin verfasst.

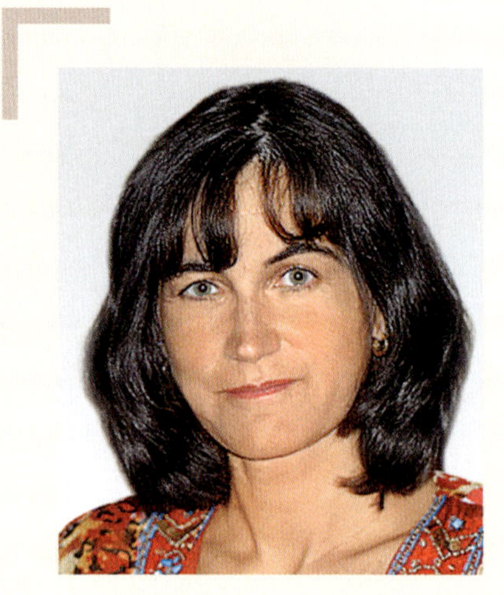

MARKUS BREITEN-BERGER

ist Heilpraktiker mit Schwerpunkt Klassische Homöopathie. Seit 1999 behandelt er in eigener Praxis vor allem Menschen mit komplexen chronischen Erkrankungen. Zum Thema Autoimmunkrankheit, insbesondere Hashimoto-Thyreoiditis bietet er Vorträge und Seminare an.

VORWORT

Ständig müde und erschöpft zu sein und permanent gegen Stimmungstiefs, überflüssige Kilos, Verdauungsprobleme, Muskelschmerzen und viele andere Beschwerden ankämpfen zu müssen, kann sehr unangenehm sein. Leider macht die Hashimoto-Thyreoiditis den Betroffenen das Leben wirklich schwer. Besonders belastend wird es, wenn die einzige Therapie, die die Schulmedizin bislang kennt – die Hormonbehandlung zum Ausgleich der Schilddrüsenunterfunktion –, kaum oder gar keine Linderung bringt. Tatsächlich greift ein solcher Behandlungsansatz in vielen Fällen zu kurz. Wenn Sie das Wesen Ihrer Erkrankung verstehen, wird es Ihnen leichterfallen, darauf zu vertrauen, dass es durchaus therapeutische Maßnahmen gibt, die Ihnen helfen, wieder beschwerdefrei zu werden.

Eine Hashimoto-Thyreoiditis hat ihre Ursache im körpereigenen Abwehrsystem. Damit die Erkrankung wieder ihren Rückzug antreten kann, müssen folglich das Immunsystem, aber auch der Darm, die Nebennieren und die Leber in die Behandlung einbezogen werden. Der ganzheitliche Therapieansatz trägt diesem komplexen Krankheitsgeschehen Rechnung, indem er mithilfe der Methoden der Regulationstherapie an den »Brennpunkten« ansetzt und diese sanft, aber nachhaltig in ihr natürliches Gleichgewicht zurückführt.

Dr. Nicole Schaenzler

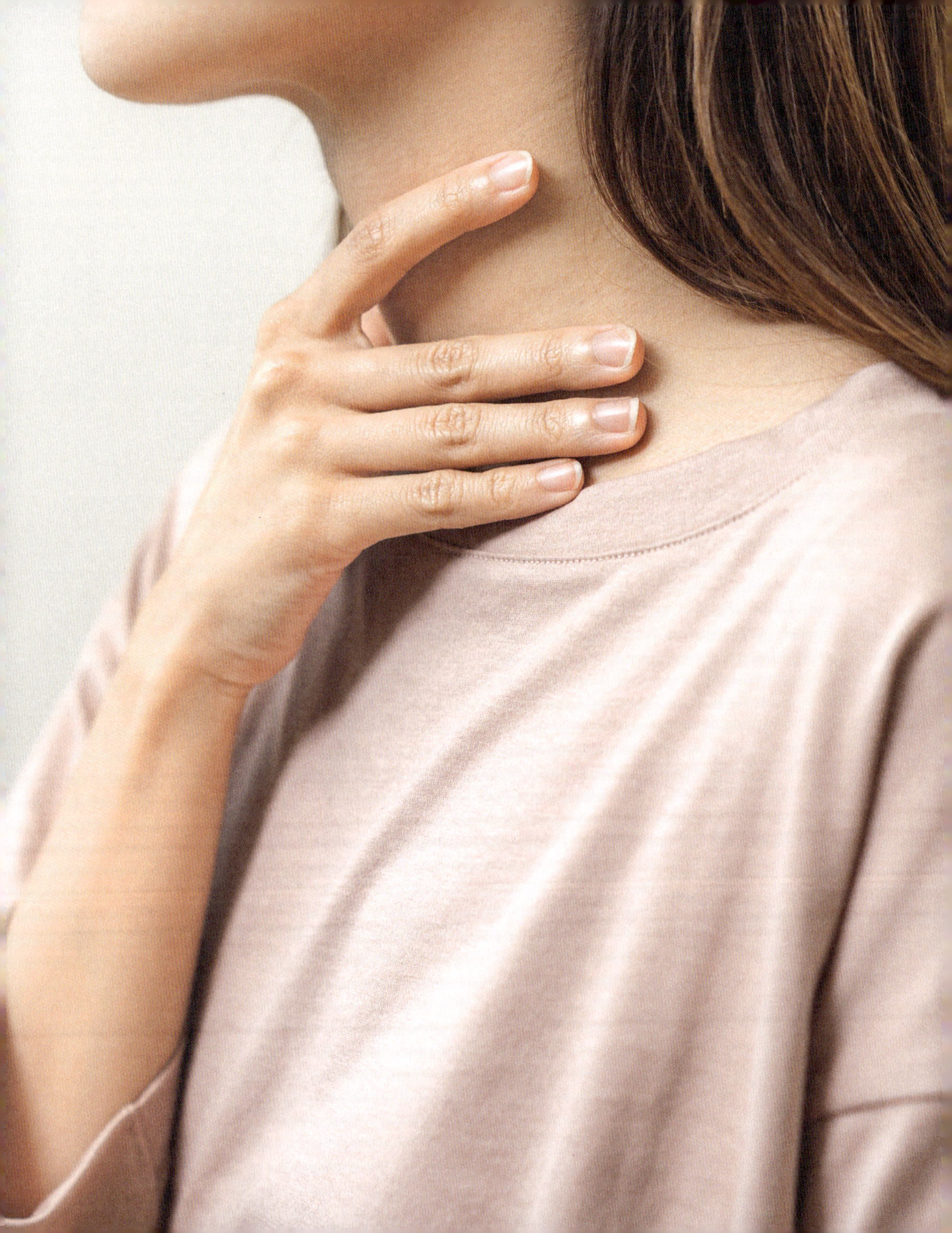

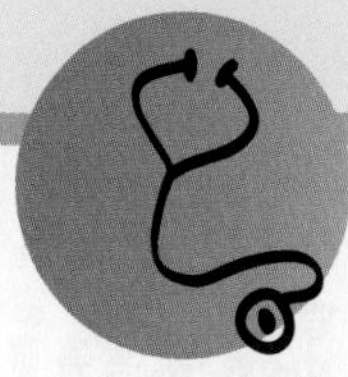

Hashimoto ganzheitlich betrachtet

Unsere Schilddrüse ist unentbehrlich – nicht nur für unseren Körper, sondern auch für unser seelisches Gleichgewicht.

AUTOIMMUNKRANKHEIT HASHIMOTO
Seite 10

DIE SUCHE NACH DER URSACHE
Seite 24

Autoimmunkrankheit Hashimoto

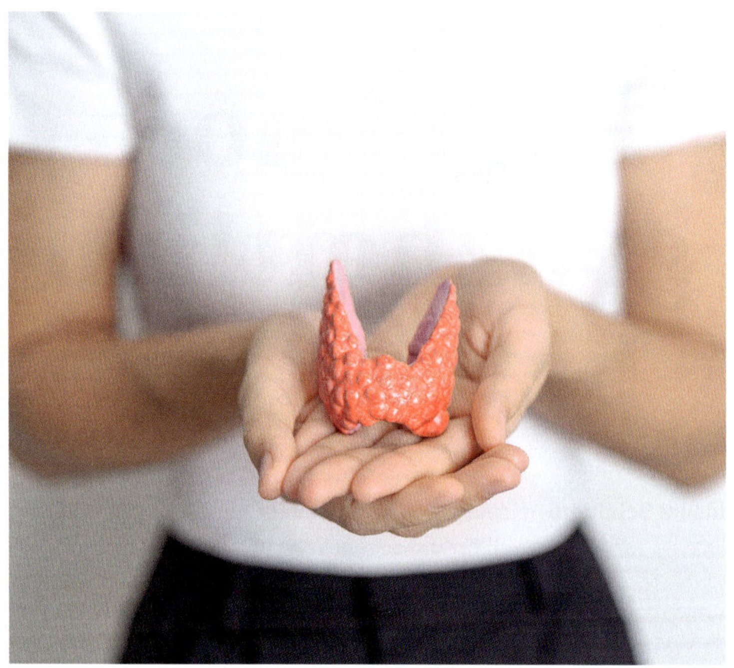

Vor über 100 Jahren gelangte der Begründer der Infektionslehre, Paul Ehrlich (1854–1915), zu der Überzeugung, es gehöre zur Natur eines jeden Organismus, gegen Selbstzerstörungsmechanismen gefeit zu sein. Doch hier hat sich der geniale Forscher und Nobelpreisträger wohl geirrt.

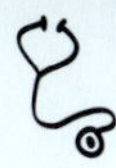

Mittlerweile kennen die Mediziner etwa 80 Autoimmunerkrankungen, bei denen der Körper durch eine fehlgeleitete Reaktion seines Abwehrsystems sich selbst attackiert. Was genau zu diesem fatalen Irrtum führt, ist nach wie vor unklar. Fest steht jedoch: Autoimmunkrankheiten bilden nach Herz-Kreislauf- und Krebserkrankungen inzwischen die dritthäufigste Erkrankungsgruppe; insgesamt sind schätzungsweise mehr als 5 Prozent der Menschen in den westlichen Industriestaaten betroffen.

Kleines Organ, große Wirkung

Zur Zielscheibe eines auf Abwege geratenen Immunsystems kann auch die Schilddrüse werden. Heute sind zwei autoimmun bedingte Erkrankungen bekannt, bei denen das Schilddrüsengewebe – wenn auch auf unterschiedliche Weise – attackiert wird: die Basedow-Krankheit (siehe Kasten, *Seite 12*) und die Hashimoto-Thyreoiditis (auch als Autoimmunthyreoiditis beziehungsweise chronische lymphozytäre Thyreoiditis bezeichnet). Die Hashimoto-Thyreoiditis ist nach dem Japaner Dr. Hakaru Hashimoto (1881–1934) benannt, der die Erkrankung 1912 als Erster beschrieb. Ihr Aggressionspotenzial ist gewaltig: Im Extremfall kann die Schilddrüse so stark schrumpfen, dass sie kaum mehr vorhanden ist (atrophe Form, Ord-Thyreoiditis). Oder aber die Schilddrüse vergrößert sich allmählich zu einem Kropf (Struma) – diese sogenannte hypertrophe Form ist hierzulande jedoch selten.

DIFFUSES KRANKHEITSBILD

Viele Menschen wissen lange Zeit nicht, dass sie betroffen sind. Denn eine Hashimoto-Thyreoiditis entwickelt sich meist schleichend und ist lange Zeit kaum wahrnehmbar. Erschwert wird eine frühzeitige Diagnose dadurch, dass zu Beginn oft Symptome einer Schilddrüsenüberfunktion (siehe *Seite 45*) im Vordergrund stehen.
Am Ende kann jedoch der große Zelltod stehen. Dann ist das Schilddrüsengewebe weitgehend zerstört, und die Schilddrüse versagt dem Körper zunehmend ihren Dienst. Doch auch dann sind die Symptome oft so unspezifisch, dass es Wochen oder sogar Monate dauern kann, bis die Betroffenen die Gewissheit haben: Die Müdigkeit und Abgeschlagenheit, die Stimmungstiefs und Kälteempfindlichkeit sind Folgen einer Hashimoto-Thyreoiditis.

ENERGIEZENTRALE SCHILDDRÜSE

Doch wie hängt dieses diffuse Beschwerdebild, zu dem sich, wie noch zu zeigen sein wird, viele weitere Symptome gesellen können, mit dem kleinen Organ in unserem Hals zusammen?

Die Schilddrüse ist zwar nur so groß wie eine Walnuss und mit ihren etwa 18 Gramm (Frauen) bis 25 Gramm (Männer) deutlich leichter als die meisten anderen Organe. Dennoch ist sie eine der wichtigsten hormonproduzierenden Drüsen im Körper: Wir werden sowohl körperlich als auch psychisch völlig aus dem Takt gebracht, wenn die Schilddrüse ihren vielfältigen Aufgaben nicht ordnungsgemäß nachkommt.

Endokrine Drüsen in Nachbarschaft

Ihren Namen verdankt die Schilddrüse ihrer Position: Im Hals, knapp unterhalb des Kehlkopfs, liegt sie wie ein schützender Schild vor der Luftröhre. Die Bindegewebskapsel, die die Schilddrüse umgibt, ist zweischichtig: Mit der inneren Kapsel ist die Schilddrüse fest verwachsen, über die äußere Kapsel ist sie mit der Luftröhre, der (äußeren) Kehlkopfmuskulatur sowie mit den umgebenden

BASEDOW-KRANKHEIT

Die Basedow-Krankheit (benannt nach dem deutschen Arzt Karl Adolph von Basedow, 1799–1854) ist eine autoimmunbedingte Schilddrüsenerkrankung und die häufigste Ursache für eine Schilddrüsenüberfunktion: (Auto-)Antikörper veranlassen die auf den Schilddrüsenzellen liegenden Rezeptoren für TSH (siehe *Seite 49*) dazu, deutlich mehr Hormone zu produzieren als eigentlich notwendig. Dadurch kommt es zu Beschwerden wie Gewichtsverlust, Unruhe, Zittern, Schwitzen, Schlaflosigkeit, aber auch zu einem beschleunigten Herzschlag und Herzrhythmusstörungen. Auch eine Vergrößerung der Schilddrüse ist möglich. Richten sich die Antikörper gegen das Augenhöhlengewebe, kommt es zu tränenden, hervortretenden Augen und Augenbewegungsstörungen. Mitunter treten Schwellungen an Schienbeinen oder Händen auf. Die Krankheit ist unberechenbar: Von Spontanheilungen bis hin zu schweren Verläufen ist alles möglich. Zur Behandlung setzt die Schulmedizin auf Medikamente zur Drosselung der Schilddrüsenhormonproduktion.

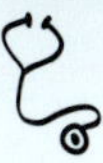

Blut- und Nervengefäßen verbunden. Zwischen Schilddrüse und Luftröhre liegen die vier linsengroßen Nebenschilddrüsen. Auch sie gehören – wie die Schilddrüse – zu den endokrinen Drüsen, die ihre Hormone (Parathormon) über das Drüsengewebe direkt an die angrenzenden Blutgefäße abgeben.

WIE EIN SCHMETTERLING

Dass die Schilddrüse auch als »Schmetterlingsorgan« bezeichnet wird, liegt an ihren beiden fast gleich großen Flügellappen (Lobus sinister und Lobus dexter), die durch eine kleine Brücke (Isthmus) miteinander verbunden sind und dadurch aussehen wie ein Schmetterling. Bei manchen Menschen wird die anmutige Schmetterlingssilhouette jedoch ein wenig durch einen weiteren, pyramidenartigen Lappen (Lobus pyramidalis) getrübt, der vom Isthmus aus spitz nach oben zieht – ein funktionsloses Überbleibsel aus der Embryonalentwicklung.

Die beiden Seitenlappen der Schilddrüse bestehen aus kleinen Drüsenläppchen (Lobuli), die sich in winzige Bläschen (Follikel) aufteilen. In den Wänden der Follikel befinden sich die Follikelepithelzellen (Thyreozyten), die die Schilddrüsenhormone bilden. Die Follikelhöhle ist der Ort, wo die Schilddrüsenhormone gespeichert werden. Zwischen und unter den Follikelzellen der Schilddrüse befinden sich die C-Zellen, die das Hormon Calcitonin bilden, das für den Kalziumstoffwechsel von Bedeutung ist.

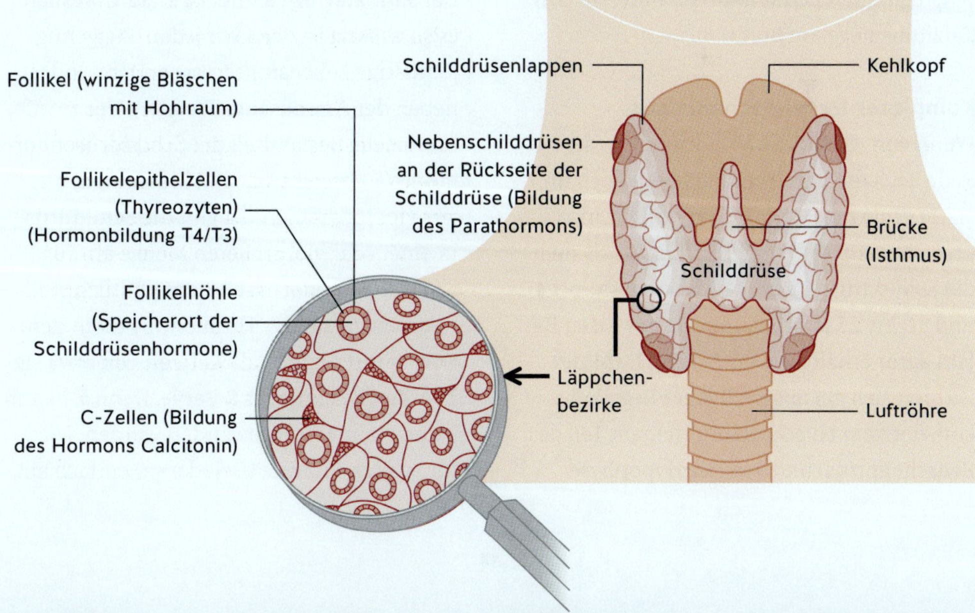

Unzählige Läppchen

Die Schilddrüsenlappen bestehen aus unzähligen kleinen Drüsenläppchen (Lobuli), die sich wiederum in winzige Bläschen (Follikel) aufteilen. Genau hier, in den Wänden der Follikel, sitzen die Follikelepithelzellen (Thyreozyten), die die Schilddrüsenhormone bilden. Diese werden dann in der Follikelhöhle gespeichert, wo sie in inaktiver Form als Kolloid (Thyreoglobulin) vorliegen; von dort werden sie bei Bedarf sofort ins Blut abgegeben.
Zwischen und unter den Follikelzellen der Schilddrüse befinden sich die sogenannten C-Zellen (das C steht für Calcitonin). Sie haben die Aufgabe, das Hormon Calcitonin zu bilden. Zusammen mit seinem Gegenspieler, dem Parathormon aus den Nebenschilddrüsen, reguliert Calcitonin unter anderem den Kalziumspiegel im Blut.

Komplexer Regelmechanismus

Wenn von »Schilddrüsenhormonen« die Rede ist, haben die Therapeuten jedoch in erster Linie die Hormone Trijodthyronin (T3) und Thyroxin (T4) im Blick. Tagtäglich stellt die Schilddrüse 95 bis 110 Mikrogramm T4 und 10 bis 25 Mikrogramm T3 her – den Befehl dafür erhält sie vom Gehirn. Dahinter verbirgt sich ein ausgeklügelter Regelkreislauf, der vom Hypothalamus (einem Teil des Zwischenhirns) und von der Hypophyse (Hirnanhangsdrüse) gesteuert wird. Ausgangspunkt ist der Hypothalamus, der bei einem Mangel an Schilddrüsenhormonen im Blut das Hormon TRH (Thyreotropin Releasing Hormone) freisetzt und zur Hypophyse weiterleitet. Hier regt das TRH im Hypophysen-Vorderlappen die Bildung des Hormons TSH (Thyreotropin) an. Steigt der TSH-Spiegel, produziert die Schilddrüse als Antwort T4 und T3. Die Hormonkonzentration im Blut nimmt zu – und das Gehirn drosselt die Produktion von TSH und TRH wieder. Hypothalamus, Hypophyse und Schilddrüse kommunizieren praktisch ständig miteinander – und halten den Hormonspiegel im Körper so auf einem konstanten Niveau.

Aus vier werden drei

Der Aufbau von T3 und T4 erklärt, weshalb es so wichtig ist, dass wir jeden Tag genug jodhaltige Lebensmittel essen. Denn Jod ist – neben der Aminosäure Tyrosin – der zweite essenzielle Bestandteil der Schilddrüsenhormone: T3 besteht aus drei Jodatomen, T4 aus vier Jodatomen. T4 gibt die Schilddrüse in einer sehr viel größeren Menge als T3 ab (10:1). Dennoch ist T3 das deutlich stoffwechselwirksamere Hormon, T4 dient dem Körper mit seiner Halbwertzeit von etwa sieben Tagen primär als Reserve. Denn T4 kann jederzeit in T3 umgewandelt werden. Hierfür spalten Enzyme (Dejodasen) einfach ein

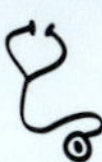

Jodatom ab. Die Dejodierung (oder auch Konversion) erfolgt vor allem in der Leber (60 Prozent), im Darm (20 Prozent) und in den Nieren (20 Prozent). Aber auch T3 hat eine Reservefunktion, nämlich dann, wenn es im Blut an Eiweißstoffe, die sogenannten Transportproteine, gebunden ist, die dafür sorgen, dass die Schilddrüsenhormone zu ihrem Bestimmungsort gelangen. Tatsächlich liegt nur ein sehr kleiner Teil der Schilddrüsenhormone in freier Form vor, und nur die »Freien« – freies T4 (im Labor als fT4 bezeichnet) und freies T3 (im Labor als fT3 bezeichnet) – können auf den Stoffwechsel Einfluss nehmen.

T3 und T4 – Die Energiehormone

T3 und T4 stimulieren, steuern und regulieren – sie gehören deshalb zu den wichtigsten Antreibern des Körpers. Wann immer ihre

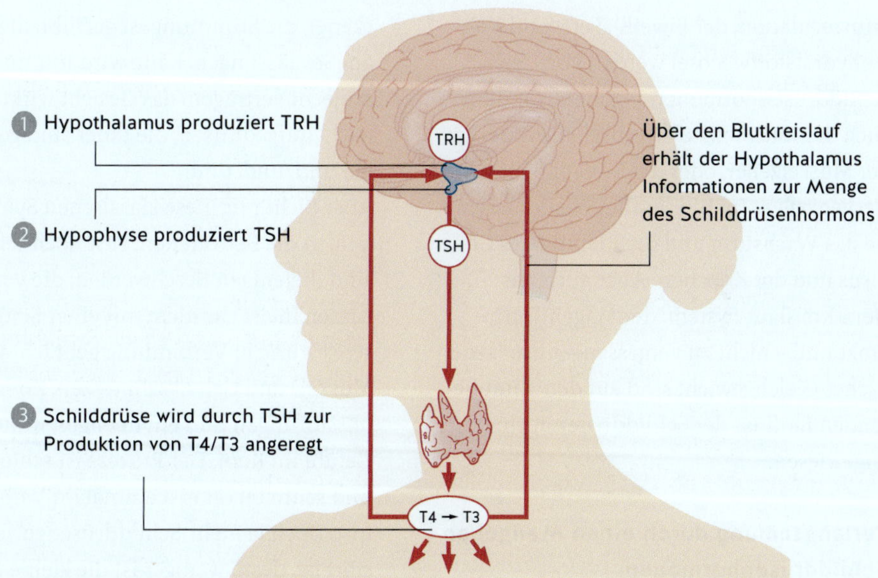

Sind zu wenig Schilddrüsenhormone T4/T3 im Blut, fordert der Hypothalamus durch das Hormon TRH die Hypophyse zum Eingreifen auf. Diese setzt daraufhin das Hormon TSH frei, das die Schilddrüse zur Produktion von T4/T3 anregt.

aktivierenden Impulse erforderlich sind, werden sie umgehend tätig: Sie verteilen sich über den Blutkreislauf im Körper und docken dann an den Bindungsstellen (Rezeptoren) des Zellkerns und an den Kraftwerken (Mitochondrien) fast aller Körperzellen an, die daraufhin sofort mehr Energie produzieren. Ist die Schilddrüse gesund, stellt sie stets genau die Menge an T3 und T4 bereit, die für eine ausgeglichene Energiebilanz nötig ist und die gewährleistet, dass der Stoffwechsel dem jeweiligen Bedarf angepasst wird. Nicht nur der Sauerstoffumsatz, die Temperaturregulation, der Eiweiß-, Fett- und Kohlenhydratstoffwechsel werden von den Schilddrüsenhormonen reguliert, sondern auch der Knochenstoffwechsel, die Aktivität der Muskelzellen oder die Erregbarkeit von Nervenzellen. Im Kindesalter beeinflussen sie das Wachstum und die Reifung des Gehirns und der Knochen. Aber auch das Herz-Kreislauf-System, der Magen-Darm-Trakt und – nicht zu vergessen – unser seelisches Gleichgewicht sind auf den stimulierenden Einfluss der Schilddrüsenhormone angewiesen.

Verlangsamung durch einen Mangel an Schilddrüsenhormonen

Die Kehrseite der Medaille: Stellt die Schilddrüse zu viele oder zu wenige Hormone zur Verfügung, ist es sofort vorbei mit dem fein austarierten Gleichgewicht der körpereigenen Systeme: Der Stoffwechsel ändert seine Geschwindigkeit, der Energiehaushalt gerät aus dem Lot, wichtige Organfunktionen sind gestört. Bei Hashimoto-Patienten läuft im Körper alles langsamer ab: Weil an den Zellen zu wenige Schilddrüsenhormone ankommen, brennt der Stoffwechsel auf Sparflamme, der Energieumsatz in den Körperzellen sinkt, die Herz- und Pulsschlagfolge verlangsamt sich, die Darmtätigkeit ist herabgesetzt, das Gewicht steigt, der Antrieb sinkt, die Haare werden brüchiger, die Haut wird trockener, die Stimmung ist getrübt, die Lust am Sex lässt nach, Kälte wird nur noch schlecht vertragen, das Gesicht wirkt vielleicht aufgedunsen, die Lider sind geschwollen und, und, und.

Aber nicht nur diese klassischen Symptome quälen die Betroffenen. Fast noch schlimmer sind diejenigen Beschwerden, die von vielen Ärzten meist gar nicht mit einer Schilddrüsenstörung in Verbindung gebracht werden: Muskel- und Gelenkschmerzen, Konzentrationsstörungen und ein nebliges, watteartiges Gefühl im Kopf. Der Prozess ist schleichend und schreitet oft erst einmal im Verborgenen fort. Doch je mehr Schilddrüsengewebe zerstört ist, desto weniger ist die kleine Drüse in der Lage, Hormone zu produzieren – die Schilddrüsenunterfunktion ist nun auch diagnostisch (siehe *Seite 47 ff.*) nachweisbar.

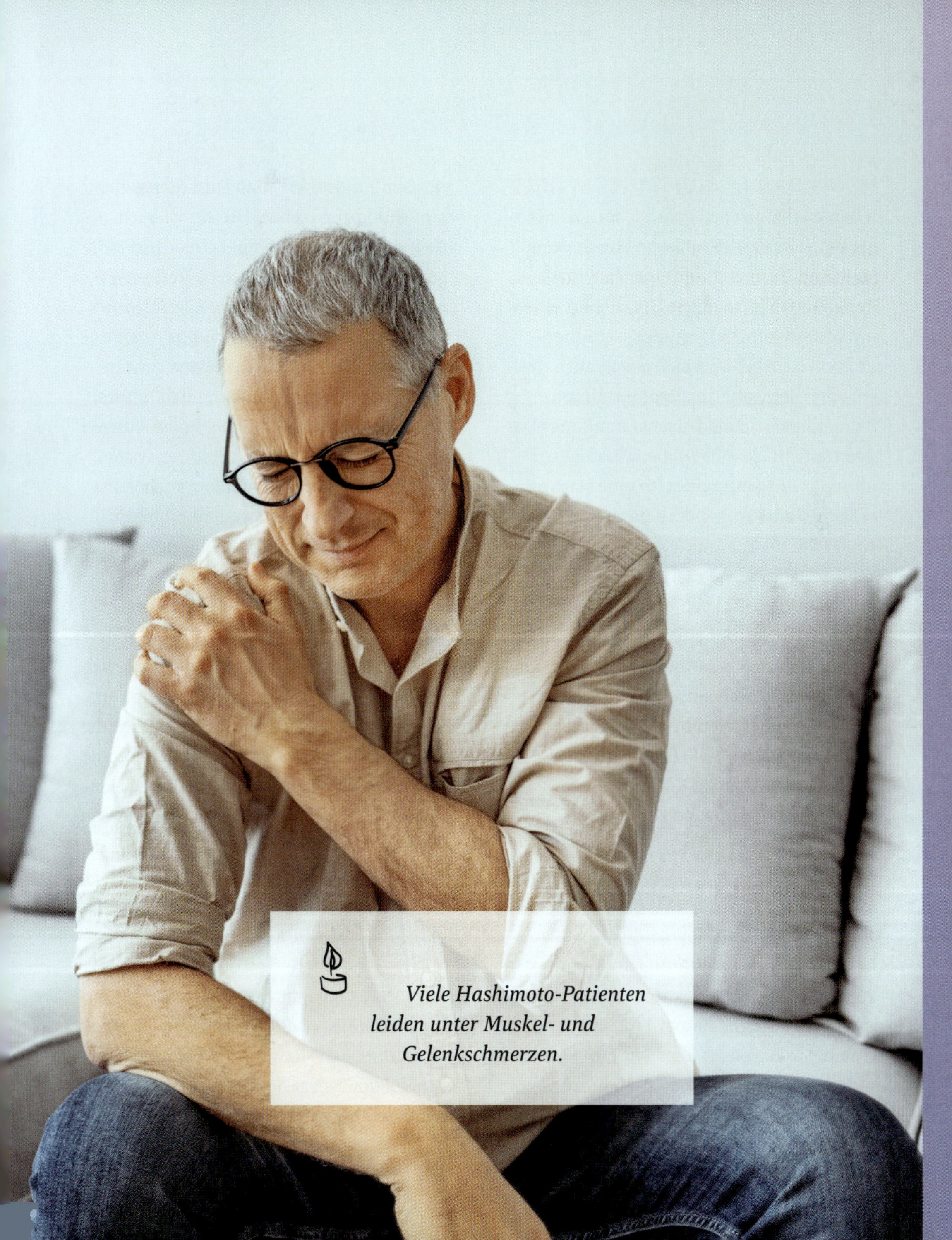

Viele Hashimoto-Patienten leiden unter Muskel- und Gelenkschmerzen.

WENN DAS IMMUNSYSTEM IRRT

In den medizinischen Lehrbüchern ist nachzulesen, dass eine chronische Entzündung der Schilddrüse als Folge einer Hashimoto-Thyreoiditis die häufigste Ursache für eine primäre (erworbene) Schilddrüsenunterfunktion ist. Aber lässt sich davon auch die einfache Gleichung ableiten: Hashimoto-Thyreoiditis = Schilddrüsenerkrankung? Dagegen spricht, dass nicht die Schilddrüse selbst der Ausgangspunkt für eine Hashimoto-Thyreoiditis ist, sondern das Immunsystem: Es hat die Schilddrüse irrtümlich zum Feind erklärt und wendet nun all seine Abwehrstrategien an, um diesen unschädlich zu machen. Hierfür bedient sich das Immunsystem der gleichen Mechanismen wie beim Kampf gegen Krankheitserreger – und setzt damit das eigentlich unumstößliche Gebot der Immuntoleranz (»Keine Immunantwort gegen Eigenes!«) außer Kraft.

Eine folgenschwere Störung des Immunsystems

Dass die Hashimoto-Thyreoiditis vor allem die fatale Folge einer Störung des Immunsystems ist, erklärt vieles, so zum Beispiel das zumeist heterogene Beschwerdebild der Patienten. Sie klagen oft über Symptome, die weder auf den ersten noch auf den zweiten Blick in einem erkennbaren Zusammenhang mit dem fortschreitenden Funktionsverlust der Schilddrüse stehen. Hierfür ist auch nicht die Veränderung der Schilddrüse, sondern das aus dem Lot geratene Immunsystem ursächlich verantwortlich. Damit wird klar: Eine Hashimoto-Thyreoiditis ist eine hochkomplexe Krankheit, die den ganzen Körper betrifft – und im Extremfall mit weiteren (autoimmunbedingten) Erkrankungen einhergeht. Dabei zieht das Immunsystem im Hintergrund des Krankheitsgeschehens die Fäden und mit ihm weitere Faktoren, die an seiner Fehlsteuerung beteiligt sind.

ORGANSPEZIFISCH ODER SYSTEMISCH?

Wie es scheint, kann jedes Organ oder Gewebe zum Angriffsort eines fehlgeleiteten Immunsystems werden. Dennoch gibt es – neben der Schilddrüse – einige Organe und Gewebe, die besonders oft zur Zielscheibe werden: Gelenke und Bindegewebe bei rheumatoider Arthritis, das zentrale Nervensystem bei Multipler Sklerose, die Dickdarmschleimhaut und der untere Dünndarm bei Morbus Crohn und Colitis ulcerosa, die Dünndarmschleimhaut bei Zöliakie, die Haut und oft auch die Gelenke bei Psoriasis, die Bauchspeicheldrüse bei Typ-1-Diabetes, die Leber bei bestimmten Formen der chronischen Hepatitis oder die Magensäure bildenden Belegzellen und der Intrinsic Factor der Magenschleimhaut bei einer Auto-

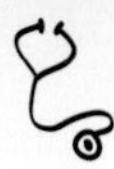

immungastritis. Dabei unterscheiden die Ärzte zwischen einer organspezifischen und einer systemischen Autoimmunerkrankung – je nachdem, ob sich das Immunsystem selektiv nur gegen ein bestimmtes Organ richtet oder aber ob es gleich mehrere Organe beziehungsweise körpereigene Gewebe attackiert.
Die Hashimoto-Thyreoiditis wird zu den organspezifischen Autoimmunerkrankungen gezählt. Das ist aus Sicht der Schulmedizin, die ein Organ und seine Funktion im Körper grundsätzlich isoliert betrachtet, zwar verständlich – aber es ist irreführend. Faktisch spricht nämlich vieles dafür, sie den systemischen Autoimmunerkrankungen zuzuordnen:

~ *Bei Hashimoto sind neben der Schilddrüse immer auch andere Organsysteme und Regelkreisläufe im Körper ins Ungleichgewicht geraten. Werden diese mitbehandelt, bessern sich nicht nur die Beschwerden, auch die Entzündung der Schilddrüse kann auf diese Weise häufig zum Stillstand gebracht werden.*
~ *Hashimoto tritt oft mit anderen Autoimmunerkrankungen (**siehe* Seite 25*) auf.*
~ *Es kommt vor – wenn auch sehr selten –, dass die Entzündung der Schilddrüse auf andere Organe übergreift. Besonders gefürchtet ist die Hashimoto-Enzephalopathie, eine Autoimmunentzündung des zentralen Nervensystems. In diesem Fall sprechen die Ärzte von einer »neurologischen Manifestation der Hashimoto-Thyreoiditis«. Die Erkrankung geht mit vielfältigen neurologischen und psychiatrischen Symptomen einher – von kognitiven Defiziten, Verwirrtheitszuständen und Bewegungsstörungen bis hin zu Psychosen, epileptischen Anfällen und schlaganfallähnlichen Symptomen. Behandelt wird mit Kortison und immer häufiger auch mit intravenös verabreichten Immunglobulin-Präparaten. Ebenso kann eine retroperitoneale Fibrose (Morbus Ormond), bei der sich Bindegewebe unkontrolliert im hinteren Bauchraum vermehrt, durch eine Hashimoto-Thyreoiditis ausgelöst werden. In seltenen Fällen ist, wie bei der Basedow-Krankheit, eine Beteiligung der Augen (endokrine Orbitopathie) möglich.*

AKTEURE DER AUTOIMMUN-REAKTION

Zum Wesen einer Autoimmunerkrankung gehört, dass der Startschuss zwar durch eine Fehlsteuerung im Immunsystem erfolgt, die darauffolgende Immunreaktion (auch Immunantwort) jedoch so präzise und effizient wie immer abläuft. An der Immunreaktion gegen das Schilddrüsengewebe sind alle zentralen Akteure beteiligt:

~ *die zur Gruppe der weißen Blutkörperchen zählenden T-Lymphozyten (T-Zellen), die sich im Laufe der Abwehrreaktion zu verschiedenen spezialisierten Zellen (zum Beispiel zu zytotoxischen T-Zellen, T-Helferzellen oder zu T-Gedächtniszellen) weiterentwickeln,*

- *die B-Lymphozyten (B-Zellen), die Antikörper und Gedächtniszellen bilden,*
- *die Antikörper, die auf die Antigene – in diesem Fall keine schädlichen Eindringlinge wie Krankheitserreger, sondern körpereigene Proteine – abzielen,*
- *die Zytokine, die als Botenstoffe die Kommunikation der an der Immunantwort beteiligten Abwehrzellen steuern. Dabei wirkt ein Teil entzündungshemmend, ein anderer Teil entzündungsfördernd.*

Das gemeinsame Ziel all dieser Akteure: das als schädlich eingestufte Schilddrüsengewebe zu eliminieren. Das Ergebnis ist eine chronische Entzündung der Schilddrüse, die sich verselbstständigt hat und durch die körpereigenen Regulationsmechanismen nicht mehr zum Stillstand gebracht werden kann.

HOCH EFFIZIENTES IMMUNSYSTEM

Das Immunsystem ist ein hocheffizientes Netzwerk von Organen (zu denen auch der Darm gehört), Geweben und speziell ausgebildeten Zellen. Rund um die Uhr steht es in Bereitschaft, um jederzeit zu Höchstform aufzulaufen, wenn es gilt, durch eine fein austarierte Abwehrleistung Ihre Gesundheit zu erhalten. Das bedeutet aber auch: Jede noch so kleine Störung wirkt sich auf das gesamte Immunsystem aus. Das macht es für die Wissenschaft auch so schwer, eine genaue Differenzierung zwischen primären Ursachen und Folgeereignissen vornehmen zu können.

TPO-AK UND TAK

Ein wichtiges diagnostisches Kriterium bei der Feststellung einer Hashimoto-Thyreoiditis ist der Nachweis von Schilddrüsen-Antikörpern, die im Blutserum gemessen werden. Dabei richtet sich das labormedizinische Augenmerk vor allem auf zwei Gruppen:

- *TPO-Antikörper (Antikörper gegen Thyreoidea-Peroxidase, abgekürzt TPO-AK, früher: Mikrosomale Antikörper oder auch MAK-Antikörper, abgekürzt MAKTK) richten sich gegen das Enzym Thyreoperoxidase (TPO). Dieses Enzym befindet sich an der inneren Zellmembran der Follikel und wirkt am Einbau von Jodatomen in Tyrosin mit; damit ist es eines der Schlüsselenzyme in der Herstellung der Schilddrüsenhormone. Bei neun von zehn Hashimoto-Patienten können TPO-Antikörper im Blut nachgewiesen werden. Aber es kommt*

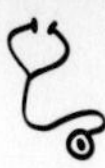

auch vor, dass sich (noch) keine TPO-Antikörper im Blut finden lassen, obwohl Hashimoto – etwa im Rahmen einer Ultraschalluntersuchung (siehe Seite 47*) – diagnostiziert wurde. Was die Sache noch komplizierter macht: Es ist möglich, dass der TPO-Antikörper-Spiegel erhöht ist, obwohl es keine weiteren Hinweise auf eine autoimmune Schilddrüsenentzündung gibt. Daher reicht ein erhöhter TPO-Antikörper-Wert für die sichere Diagnose einer Hashimoto-Thyreoiditis nicht aus, insbesondere wenn er nur mäßig erhöht ist. (Trotzdem sollte man in diesem Fall vorsichtig mit einer erhöhten Jodzufuhr, etwa in Röntgenkontrastmitteln (siehe* Seite 28*) sein.) Ausschlaggebend ist letztlich das Gesamtbild, das sich anhand der Symptome des Betroffenen, des individuellen Krankheitsverlaufs und der Ergebnisse weiterer Untersuchungen ergibt.*

- *TG-Antikörper (TAK) sind Antikörper gegen den Eiweißstoff (Protein) Thyreoglobulin, die Vorläufer- und Speicherform der Schilddrüsenhormone. Als Hauptbestandteil des Kolloids (siehe* Seite 14*) ist es vor allem für die Speicherung von T4 und T3 verantwortlich. Auch wenn bei etwa 60 Prozent der Hashimoto-Patienten TG-Antikörper im Blut nachweisbar sind, spielen sie in der Diagnostik eine eher un-*

TRAK – BEI HASHIMOTO SELTEN

Der Nachweis von TSH-Rezeptor-Antikörpern (TRAK) spielt in der Diagnostik der Basedow-Krankheit eine wichtige Rolle. Allerdings kommt es vor, dass auch Hashimoto-Patienten erhöhte Konzentrationen von TRAK im Blut haben, etwa, weil sie an einer Mischform der beiden autoimmunen Schilddrüsenerkrankungen leiden. TRAK docken an die auf der Oberfläche der Schilddrüsenzellen gelegenen Bindungsstellen (Rezeptoren) an, die eigentlich für das TSH (siehe Seite *48 f.*) bestimmt sind. Einige TRAK simulieren TSH und regen so die Schilddrüse zu einer übermäßigen Freisetzung von Schilddrüsenhormonen an, andere blockieren TSH und sorgen dafür, dass die Bildung von Schilddrüsenhormonen gehemmt wird.

tergeordnete Rolle. Dennoch geben sie mitunter den entscheidenden Hinweis, insbesondere wenn keine TPO-Antikörper nachweisbar sind.

Antikörper, die sich direkt gegen die Schilddrüsenhormone T3 und T4 richten (T3- und T4-Antikörper), sind extrem selten; sie treten bei etwa 0,1 bis 0,2 Prozent der Patienten auf und gehören deshalb nicht zur Routinediagnostik einer Hashimoto-Thyreoiditis.

AGGRESSOR LYMPHOZYTEN

Was ist Ursache, was ist Wirkung? Wenn es darum geht, die Hauptaggressoren gegen das Schilddrüsengewebe zu benennen, werden meist die Antikörper genannt – die TPO- ebenso wie die TG-Antikörper. Richtig ist: Bei vielen Autoimmunerkrankungen (auch bei der Basedow-Krankheit) werden die Zielorgane tatsächlich direkt durch Antikörper zerstört. Bei Hashimoto ist es jedoch anders. Hier sind es die spezialisierten Truppen der weißen Blutkörperchen (Lymphozyten), wie T-Helferzellen, zytotoxische T-Zellen, aber auch ausdifferenzierte B-Zellen (Plasmazellen), die das eigene Schilddrüsengewebe angreifen: Sie wandern in die Schilddrüse ein, setzen dort (gemeinsam mit einem Heer von entzündungsfördernden Botenstoffen, den Zytokinen) einen Entzündungsprozess in Gang und leiten so den Untergang der Zellverbände ein. Die Medizin nennt diesen Vorgang auch T-Zell-vermittelte Zytoxität oder T-Zell-Reaktion und spricht deshalb lieber von einer chronisch lymphozytären Thyreoiditis (= lymphozytäre Infiltration der Schilddrüse) als von einer Hashimoto-Thyreoiditis. Und weil es zu den Schutzmaßnahmen des Körpers gehört, Schäden rasch zu reparieren, beginnt in der Schilddrüse Bindegewebe zu wuchern, um die Zellschäden zu kitten und verlorene Zellen zu ersetzen. Am Ende steht ein vernarbtes, in seiner Gewebestruktur auffällig verdichtetes Organ, das immer weniger fähig ist, seine Aufgabe zu erfüllen, nämlich Hormone bereitzustellen. Die typischen Veränderungen können im Rahmen einer Ultraschalluntersuchung (siehe *Seite 47*) sichtbar gemacht werden.

ROLLE DER ANTIKÖRPER

Und welche Rolle spielen die Antikörper? Eine unmittelbare Beteiligung am Zerstörungsprozess direkt vor Ort konnte ihnen bislang nicht nachgewiesen werden. Und das aus einem ganz einfachen Grund: Beide Schilddrüsenproteine befinden sich im Inneren der Follikel – damit sind sie für die Antikörper unerreichbar. Denn normalerweise können Antikörper intakte Zellwände nicht durchdringen, eine »Face-to-Face-Kontaktaufnahme« mit den beiden Zielantigenen TPO und TG ist also eigentlich nicht möglich. Damit sie zur Zielscheibe der Antikörper werden können, müssen TPO und TG also erst ins Blut freigesetzt werden. Dazu kommt es, wenn die

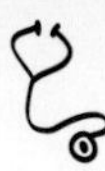

Schilddrüsenzellen infolge der T-Zell-Reaktion geschädigt wurden. Im Blut werden die zirkulierenden TPO und TG vom Immunsystem rasch als »fremde« Eiweißstoffe identifiziert, die umgehend bekämpft werden müssen. Damit nimmt die Immunreaktion ihren Lauf: B-Lymphozyten bilden Antikörper, Antikörper verbinden sich mit dem Antigen (= TPO und/oder TG), B-Lymphozyten bilden Gedächtniszellen, damit die Antigene künftig sofort erkannt und eliminiert werden können ... Nur leider gibt es keine übergeordnete Kontrollinstanz, die den Irrtum erkennt und dem Treiben ein Ende setzt – dies ist das charakteristische Kennzeichen einer Autoimmunerkrankung. Viele Mediziner halten dieses Szenario für äußerst wahrscheinlich und vertreten die Ansicht, dass TPO- und TG-Antikörper erst in einer Nebenreaktion der autoimmunbedingten Entzündung entstehen.

ANTIKÖRPER TROTZ UNAUFFÄLLIGEM BEFUND?

Einige Menschen weisen erhöhte Antikörperkonzentration in ihrem Blut auf, obwohl ihre Schilddrüse keine Anzeichen für eine Erkrankung zeigt. Die Wissenschaft erklärt sich das so: Es muss irgendwann ein (unbemerkt gebliebenes) Ereignis gegeben haben, wodurch die Schilddrüsenproteine TPO oder TG vermehrt aus den Follikeln in die Blutbahn übergegangen sind, damit es zur Bildung von Antikörpern kommen konnte.

Eine Infektion mit Viren oder Bakterien, der Einfluss von Toxinen oder auch starker oxidativer Stress (Selenmangel!, siehe *Seite 63*) können einem Teil der Schilddrüsenzellen so stark zugesetzt haben, dass es zur vermehrten Freisetzung von TPO- und/oder TG-Antikörpern ins Blut gekommen ist. Bei diesen Menschen sind die Regulations- und Kontrollmechanismen des Immunsystems jedoch intakt, die Immunreaktion bleibt folgenlos und mündet nicht in eine Autoaggression im Körper. Das zeigt, dass die Bildung von Antikörpern nicht die Ursache, sondern die Folge der autoimmunen Schilddrüsenentzündung ist.

Die Suche nach der Ursache

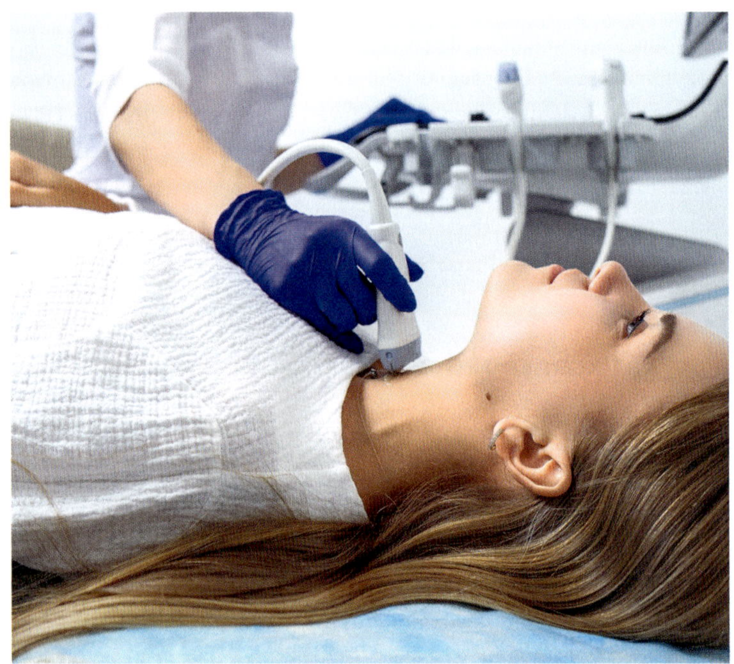

Die gängige Antwort, wenn Sie einen Mediziner nach der Ursache für Ihre Erkrankung fragen, lautet: »Wie eine Hashimoto-Thyreoiditis entsteht, wissen wir leider noch nicht genau.« Und vermutlich wird es auch in einigen Jahren keine zufriedenstellende Erklärung geben.

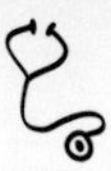

Inzwischen ist klar, dass ein komplexes Geschehen für die Entwicklung der Hashimoto-Thyreoiditis verantwortlich ist, an dem mehrere – genetische wie umweltbedingte – Faktoren beteiligt sind. Diese Faktoren zu entschlüsseln und gezielt zu behandeln oder rechtzeitig gegensteuern zu können, damit sie gar nicht erst zu Krankheitsverursachern werden, beschäftigt die Wissenschaft schon seit vielen Jahren. Einige vielversprechende Ansätze gibt es bereits.

Die Rolle der Gene

Eine genetische Prädisposition liegt vor, wenn eine Erkrankung familiär gehäuft auftritt – das gilt auch für eine Hashimoto-Thyreoiditis. Dabei scheinen besonders Verwandte ersten Grades, also Eltern, Geschwister (eineiige Zwillinge in deutlich stärkerem Maße als zweieiige Zwillinge) oder Kinder eines Hashimoto-Patienten, gefährdet zu sein, ebenfalls zu erkranken. Allerdings liegt kein spezifisches Vererbungsmuster vor, und es ist bislang auch noch kein Schlüsselgen gefunden worden, das allein für die Entstehung einer Hashimoto-Thyreoiditis verantwortlich ist.

ANFÄLLIG FÜR WEITERE AUTOIMMUNKRANKHEITEN

Auffällig ist, dass eine Hashimoto-Thyreoiditis oft gemeinsam mit anderen Autoimmunerkrankungen des Hormonsystems auftritt, etwa mit einem Diabetes vom Typ 1 oder der Addison-Krankheit. Aber auch eine Kombination mit nicht hormonbedingten Erkrankungen ist möglich, allen voran mit Vitiligo, Zöliakie (siehe *Seite 39 f.*) oder einer Autoimmungastritis. In diesen Fällen sprechen die Ärzte von einem polyglandulären Autoimmunsyndrom (PAS Typ I bis Typ III, je nach Kombination der Krankheiten). Dabei kann das Auftreten der Hashimoto-Thyreoiditis zeitlich vorausgehen, die Krankheiten können aber auch zur gleichen Zeit oder Jahre später auftreten.

Eine 2010 veröffentlichte Studie von britischen Forschern legt zudem nahe, dass Hashimoto-Patienten – ebenso wie Basedow-Patienten – leider auch für die Entwicklung einer rheumatoiden Arthritis und anderer Autoimmunerkrankungen des rheumatischen Formenkreises (vor allem Sjögren-Syndrom, Sklerodermie und Lupus erythematodes) ein erhöhtes Risiko tragen. Die Wissenschaft wertet dies als Hinweis darauf, dass die Neigung, an Autoimmunkrankheiten zu erkranken, angeboren ist. Derzeit laufen Untersuchungen darüber, welche Gene die Wahrscheinlichkeit erhöhen, bestimmte Autoimmunerkrankungen gleichzeitig zu entwickeln. Ob sich daraus dann auch tatsächlich neue Erkenntnisse für die Therapie ergeben, bleibt abzuwarten.

Jod – Fluch oder Segen?

Ist jodiertes Speisesalz schuld an meiner Erkrankung? Sollte ich jodhaltige Lebensmittel meiden? Jod hat bei einigen Hashimoto-Therapeuten einen schlechten Ruf – die Verunsicherung bei den Patienten ist groß.

Seit in Deutschland das Speisesalz mit Jod angereichert wird, sehen die Kritiker eine Gefahr für die Schilddrüsengesundheit – und raten ihren Patienten dazu, jodhaltige Lebensmittel zu meiden. Also besser kein Salz, keine Eier, keine Milchprodukte und keinen Fisch mehr essen? Das würde allerdings bedeuten, dass Sie Ihrem Körper auch viele andere wichtige Nährstoffe vorenthalten, die er für den reibungslosen Ablauf seiner Stoffwechselfunktionen benötigt.

DES GUTEN ZU VIEL?

Deutschland ist und bleibt ein Jodmangelland, wie das jüngste, unter anderem vom Bundesministerium für Ernährung und Landwirtschaft in Auftrag gegebene Jodmonitoring zur Ermittlung der Jodversorgung der Bevölkerung in Deutschland ergeben hat. Und: Deutschland ist ein Kropfland: Weil unser Grundwasser und alles, was heute bei uns auf dem Boden wächst, infolge der Eiszeit nur noch Bruchteile des einstmals vorhandenen Jods enthält, können wir hierzulande den täglichen Jodbedarf unseres Körpers nur unzureichend decken – und gefährden damit unsere Gesundheit. Denn Jod gehört zu den essenziellen Spurenelementen, das heißt, der Körper kann es nicht selbst herstellen und muss Jod regelmäßig mit der Nahrung zugeführt bekommen. Die Symptome eines Jodmangels entwickeln sich langsam. Zunächst gelingt es der Schilddrüse meist noch, genügend Hormone herzustellen. Das schafft sie jedoch nur, wenn sie ihre Produktionsstätten ausweitet und alle Möglichkeiten nutzt, um trotz des geringen Angebots an Jod in der Nahrung ihre Hormonproduktion auf einem maximalen Level zu halten. Die Folge: Die Schilddrüse wird allmählich größer – es entwickelt sich ein Kropf (Struma). Eine weitere Anpassungsreaktion des Körpers auf Jodmangel ist die Bildung von Schilddrüsenknoten: heiße Knoten, die zu einer unkontrollierten Produktion von Schilddrüsengewebe führen, aber auch kalte Knoten, die das Risiko für Schilddrüsenkrebs erhöhen. Die Lösung gegen den Jodmangel gab schließlich die Weltgesundheitsorganisation (WHO) vor: Sie empfahl, das Speisesalz in Jodmangelländern systematisch mit einer Jodkonzentration von 20 Mikrogramm pro Gramm Salz anzureichern. Dieses Gebot wird hierzulande seit Ende der 1980er-Jahre flächendeckend umgesetzt – und sorgt seitdem für heftige Kontroversen.

MEHR ERKRANKUNGEN

Die Zahl der Hashimoto-Erkrankungen ist in den letzten Jahren stetig gestiegen. Es gibt Stimmen, die die Jodierung in Lebensmitteln dafür verantwortlich machen. Allerdings haben auch viele andere Autoimmunerkrankungen stark zugenommen, bei denen ein möglicher Zusammenhang mit Jod ausgeschlossen werden kann. Für Hashimoto-Patienten ist die Debatte ohnehin nur bedingt relevant. Für sie ist es wichtiger zu wissen, in welcher Dosierung die Jodzufuhr erfolgen sollte. Die gute Nachricht: Bis auf wenige Ausnahmen (siehe *Seite 28 f.*) ist es nicht notwendig, dass Sie sich jodfrei ernähren. Denn bislang gibt es keine einzige Studie, die belegt, dass eine maßvolle Jodzufuhr den Verlauf von Hashimoto ungünstig beeinflusst. Etwas anderes ist es, wenn dem Körper zu viel Jod (mehr als 200 Mikrogramm pro Tag) zugeführt wird. Dann kann dies den Entzündungsprozess einer bereits bekannten Hashimoto-Thyreoiditis insbesondere bei jodempfindlichen Patienten weiter anheizen. Die Auswirkungen sind offenbar besonders stark ausgeprägt, wenn gleichzeitig ein Selenmangel besteht – zu diesem Schluss kommt eine Studie von 2002, die der Münchner Endokrinologe Roland Gärtner durchgeführt hat. Danach reagiert die Schilddrüse deutlich empfindlicher auf eine höhere Jodzufuhr, wenn bestimmten selenabhängigen Enzymen, die an der Umwandlung von Jod beteiligt sind, zu wenig Selen zur Verfügung steht (siehe *Seite 63*).
Dann gibt es noch die These, dass eine Hashimoto-Thyreoiditis überhaupt erst durch die Aufnahme von Jod verursacht wird – ein Erklärungsansatz, der bislang jedoch nicht belegt werden konnte.

WAS NUN TUN?

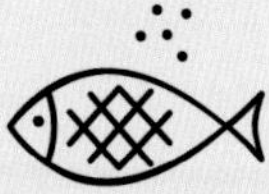

Eine allgemeingültige Empfehlung, die für alle Hashimoto-Patienten gleichermaßen richtig ist, gibt es nicht. Die Deutsche Gesellschaft für Ernährung sieht für Jugendliche und Erwachsene (13 Jahre bis 51 Jahre) 200 Mikrogramm Jod pro Tag vor – an dieser Vorgabe können sich auch Hashimoto-Patienten orientieren, sofern ihr individueller Behandlungsplan keine andere Dosierung vorsieht. Wir meinen: Mit einer Jodaufnahme von 100 bis 200 Mikrogramm pro Tag sollten Sie auf der sicheren Seite sein. Mit fortschreitendem

Alter sinkt der Jodbedarf. Deshalb benötigen Menschen ab 51 Jahren nicht mehr als täglich 180 Mikrogramm. Faktisch liegen wir Deutschen ohnehin darunter: In der Regel nehmen wir über unsere Ernährung laut Berechnungen der Universität Bonn knapp 74 Mikrogramm Jod pro Tag auf. Zum Vergleich: In den USA liegt der tägliche Durchschnittswert bei 200 bis 500 Mikrogramm, in Japan sogar bei 1400 Mikrogramm. Eine Jodaufnahme von mehr als 500 Mikrogramm pro Tag stuft das Bundesinstitut für Risikobewertung (BfR) jedoch sogar für Schilddrüsengesunde als gefährlich ein. Die Japaner sind vermutlich aufgrund ihrer traditionell jodreichen Ernährungsweise an eine hohe Jodzufuhr genetisch besser angepasst.

OHNE JOD GEHT ES NICHT

Ganz ohne Jod kann auch eine Hashimoto-Schilddrüse kein T3 und T4 produzieren. Eine weitgehend jodfreie Ernährung würde also einer Unterfunktion weiter Vorschub leisten – und im Übrigen auch dem Immunsystem schaden. In der Schwangerschaft sollte die tägliche Zufuhr sogar bei 230 Mikrogramm und in der Stillzeit bei 260 Mikrogramm liegen – um so eine gesunde Entwicklung des Ungeborenen beziehungsweise Neugeborenen zu gewährleisten. Der ideale Weg, Ihrem Körper täglich die Menge an Jod zuzuführen, mit der Sie Ihre Schilddrüse nicht überfordern, ist eine gesunde, ausgewogene Ernährung – der bewusste Verzicht auf jodhaltige Lebensmittel ist nicht notwendig. Dazu gehört auch, Ihre Speisen mit jodiertem Speisesalz zu würzen. Es enthält zwischen 15 und 25 Mikrogramm Jod je Gramm Salz. 5 Gramm Jodsalz entsprechen also einer Menge von 75 bis 125 Mikrogramm Jod – und damit etwa der Hälfte des empfohlenen täglichen Bedarfs. Besonders reich an Jod – und Selen – ist auch Seefisch.

ACHTUNG JODBELASTUNG

Auf eine höhere Tageszufuhr sollten Hashimoto-Patienten jedoch verzichten. Denn ihre Schilddrüse nimmt nur noch eine geringe Jodmenge auf, und auch ihre Fähigkeit, Jod zu speichern, ist eingeschränkt. Mit einer bewusst hohen Jodzufuhr würde man einer entzündeten Schilddrüse weiteren Schaden zufügen. Meiden sollten Sie:

- *jodhaltige Medikamente (wie Amiodaron gegen Herzrhythmusstörungen),*
- *jodhaltige Desinfektionsmittel, Salben und Röntgenkontrastmittel; Letztere kommen etwa bei einer Herzkatheteruntersuchung, bei der röntgenologischen Untersuchung von Blutgefäßen (Angiografie) und bei*

einigen Untersuchungen mittels Computertomografie zum Einsatz,

- *Mineralwasser oder Trinkwasser mit einem hohen Jodgehalt,*
- *Milchprodukte aus konventioneller Landwirtschaft. Bislang gibt es keine umfassende Kennzeichnung für Jod im Tierfutter. Ein Liter Milch aus konventioneller Landwirtschaft kann 400 bis 1200 Mikrogramm Jod enthalten. Geben Sie stattdessen Bio-Milch den Vorzug.*
- *Nahrungsergänzungsmittel, die getrocknete Algen und Seetang enthalten. Laut Bundesinstitut für Risikobewertung (BfR) liegen die Jodgehalte in Algen- und Seetang-Produkten zwischen 5 und 11 000 Milligramm pro Kilogramm Trockengewicht.*

SIND SIE JODEMPFINDLICH?

Einige Hashimoto-Patienten reagieren überempfindlich auf Jod. Dann kann nicht nur die Jodzufuhr über die Ernährung, sondern auch die Einnahme von L-Thyroxin zum Problem werden: Auf den darin enthaltenen Jodanteil antwortet der Körper nämlich mit einer heftigen Abwehrreaktion. Auch wenn die hormonelle Veränderung im Blut oft noch nicht erkennbar ist (über die Messung der Körpertemperatur aber meist schon), stehen die Zeichen dennoch plötzlich auf Überfunktion: Sie sind unruhig, schlafen schlecht, sind überängstlich – und können sogar Panikattacken erleiden. Nach Absetzen von L-Thyroxin bessern sich die Symptome rasch wieder.

URINTEST GIBT AUSKUNFT

Einen Teil des verzehrten Jods (etwa 60 Prozent) scheidet der Körper über die Nieren wieder aus – die Jodkonzentration ist im Morgenurin messbar. Deshalb: Falls Sie Genaueres über Ihren aktuellen Jodstatus erfahren möchten, sollten Sie von Zeit zu Zeit einen Urintest durchführen – eine Bestimmung im Blut ist nur bedingt aussagekräftig. Als ausreichend sieht die Weltgesundheitsorganisation (WHO) eine Jodkonzentration im Urin von 100 bis 200 Mikrogramm pro Liter an. Gemessene Werte über 300 Mikrogramm pro Liter gelten als gesundheitsschädliche Jodbelastung, Werte unter 50 Mikrogramm pro Liter als Jodmangel. Bei einer Jodkonzentration im Urin von weniger als 25 Mikrogramm pro Liter liegt laut WHO sogar ein schwerer Jodmangel vor.

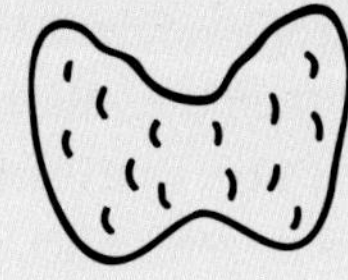

Inititalzünder Infektion

Manch eine Autoimmunerkrankung bricht vielleicht auch deshalb aus, weil eine Infektion ihr den Weg bereitet hat. Für diesen umweltbedingten Auslöser hat die Forschung zwei Theorien entwickelt.

DAS MOLEKULARE MIMIKRY-MODELL

Einige Viren und Bakterien sind in der Lage, ihre Strukturen an die der körpereigenen Zellen anzupassen. Die erste Theorie geht davon aus, dass dadurch eine so starke Ähnlichkeit entsteht, dass das Immunsystem nicht mehr zwischen »fremd« und »eigen« unterscheiden kann. Es kommt zu einer fehlgeleiteten Reaktion des Immunsystems, das nun sowohl die Eindringlinge als auch das Körpereigene angreift. Diese autoaggressiven Immunreaktionen finden meist sogar weit entfernt vom eigentlichen Infektionsort statt. Beispiel: Das rheumatische Fieber, das mit einer Schädigung der Herzklappen und/oder des Herzmuskels einhergeht, ist die Folge einer eitrigen Mandelentzündung.

FREMDKÖRPER ZELLTRÜMMER

Der zweiten Theorie zufolge ist eine unglückliche Verkettung von Umständen ursächlich verantwortlich: Durch eine Infektion wurden Schilddrüsenzellen geschädigt, wodurch

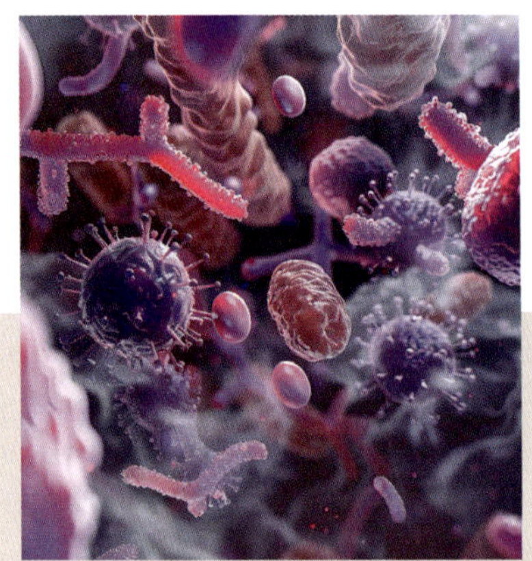

Viren, Bakterien und Pilze

Infektionen, die mit einer Hashimoto-Thyreoiditis in Verbindung gebracht werden, sind vor allem Virusinfektionen wie die »Kinderkrankheiten« Mumps und Ringelröteln (Parvovirus B19), aber auch Infektionen mit Herpes-simplex- und Herpes-zoster-Viren (Auslöser von Lippen- oder Genitalherpes beziehungsweise Windpocken oder Gürtelrose), Pfeiffersches Drüsenfieber und andere Epstein-Barr-Virus-Infektionen. Im Fokus stehen aber auch einige bakterielle Infektionen, etwa mit Yersinien, Mykoplasmen, Streptokokken und Staphylokokken, sowie eine »Überbevölkerung« des Darms mit Hefepilzen (Candida albicans).

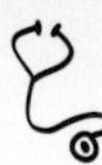

Zelltrümmer ins Blut gelangen. Dort nimmt das Immunsystem sie als Fremdkörper wahr und greift das Körpereigene nun an, als wäre es ein Eindringling. Wie Sie inzwischen wissen: Hat das Immunsystem eine Substanz erst einmal zum Antigen erklärt, richtet es seine Attacken gegen echte Antigene genauso wie gegen als Antigene definierte Zellen, die gesund sind.

WARUM ERKRANKEN NICHT ALLE BETROFFENEN?

Weshalb kommt es aber nicht bei allen Betroffenen zum Ausbruch einer Autoimmunerkrankung – auch wenn eine Infektion mit einer erblichen Veranlagung zusammengetroffen ist? Es muss also noch andere Faktoren geben, die das Immunsystem negativ beeinflussen. Davon ist die Wissenschaft überzeugt, und so ist die Ursachensuche in vollem Gang. Denn sind die einzelnen Entstehungsmechanismen erst einmal entschlüsselt, lassen sich diese auch zielgenau behandeln – und dann könnte es eines Tages sogar von der schulmedizinischen Seite aus heißen: Die Krankheit Hashimoto-Thyreoiditis ist heilbar.

Auslöser Stress

Es kommt vor, dass Hashimoto-Patienten ziemlich genaue Angaben darüber machen können, wann sie das erste Mal deutlich gespürt haben: Mit mir stimmt etwas nicht. Oft ist es eine seelische Erschütterung, die zum Auslöser wurde: die Trennung vom Partner, eine tiefe Kränkung, Mobbing am Arbeitsplatz, der Tod eines Elternteils – und bisweilen auch die Erinnerung an ein traumatisches Erlebnis in der Kindheit, das lange vergessen schien und plötzlich wieder ins Bewusstsein gerückt ist.
Aber auch ein anderes Szenario ist möglich: Die permanente Müdigkeit und die Konzentrationsprobleme findet der Betroffene nicht verwunderlich, weil er beruflich oder familiär stark eingespannt ist – so ist das eben in stressigen Zeiten, denkt man sich.
Der Dauerstress kann aber auch auf der körperlichen Ebene entstanden sein, etwa weil eine chronische Infektion, ein schwelender Entzündungsprozess oder länger anhaltende Schmerzzustände nicht oder nicht ausreichend behandelt wurden.

AUF VERTEIDIGUNG EINGESTELLT

Dass Stress tatsächlich zum Initialzünder für eine Hashimoto-Thyreoiditis werden kann, wird auch von den meisten Therapeuten angenommen. Wenn der Körper sämtliche Weichen für eine Stressreaktion stellt, geht es vor allem darum, blitzschnell entscheiden zu können, ob Angriff oder Flucht die angemessene Reaktion ist – ein Überlebensreflex und Erbe aus der »grauen Vorzeit«.

Die Voraussetzungen für die erhöhte Leistungsbereitschaft »auf Knopfdruck« schafft das Gehirn: Innerhalb von Millisekunden setzt es bestimmte Botenstoffe des Nervensystems (Neurotransmitter) frei. Diese wiederum stoßen weitere wichtige Prozesse im Körper an, an denen nicht nur das Nervensystem, sondern auch die hormonproduzierenden Drüsen beteiligt sind. So setzt zum Beispiel das Mark der Nebennieren verstärkt die Stresshormone Adrenalin und Noradrenalin frei, die dann umgehend in die Blutbahn ausgeschüttet werden. Diese Hormone sorgen dafür, dass sich Herzschlag, Puls und Atemfrequenz beschleunigen, der Blutzucker ansteigt und Muskeln stärker durchblutet werden.

Ebenso trägt die Schilddrüse zur Stoffwechselbeschleunigung bei, indem sie – stimuliert durch TSH – vermehrt T3 und T4 ausschüttet. Gleichzeitig werden größere Mengen von Nährstoffen aus den Depots mobilisiert, um die in Stresssituationen notwendigen Energiereserven bereitzustellen.

Im Gegenzug werden alle Vorgänge im Körper, die im Augenblick nicht überlebenswichtig sind, auf Sparflamme geschaltet: Die Körpertemperatur sinkt, die Verdauung läuft langsamer ab, die Blutgefäße verengen sich, die Insulinwirkung ist reduziert. Triebe wie Hunger oder sexuelle Lust werden gehemmt. Sobald die akute Bedrohung vorbei ist, werden die Stresshormone abgebaut, und sämtliche Körperfunktionen kehren zu ihrer normalen Tätigkeit zurück – auf die Anspannung folgt die Entspannung.

ES KOMMT ZUM ENERGIESTAU

Heute ist es eigentlich nur noch selten nötig (und möglich), eine akute Stresssituation mittels körperlicher Aktivität zu bewältigen. Trotzdem reagiert Ihr Körper immer noch wie vor vielen Tausend Jahren. So lösen zum Beispiel ein Stau auf der Autobahn oder Termindruck im Job genau die gleichen Reaktionen aus wie bei unseren Vorfahren der Anblick eines wilden Bären. Ihr Organismus stellt sich also immer wieder auf Kampf oder Flucht ein, kann aber die dafür bereitgestellten Energiereserven nicht adäquat verwerten. Dies führt zu einem »Energiestau«, der sich noch verschärft, wenn weitere Stressauslöser hinzukommen und die notwendige Phase der Entspannung ausbleibt.

Viele von uns hetzen ohne größere Pausen durch den Tag, weil zu viele Aufgaben auf einmal bewältigt werden müssen. Aber auch Konkurrenzdruck oder permanent hohe Anforderungen am Arbeitsplatz stressen – genauso wie Konflikte in Partnerschaft oder Familie. Stress erzeugend ist auch das typische Streben unserer leistungsbetonten Gesellschaft, immer perfekt, immer fehlerlos, immer herausragend zu sein. Gestresste fühlen

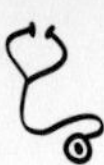

AUF EINEN BLICK: CORTISOL

Cortisol reguliert gemeinsam mit Insulin den Blutzuckerspiegel, lässt den Blutdruck ansteigen, beeinflusst den Fett- und Eiweißstoffwechel, verzögert die Wasserausscheidung, wirkt entzündungshemmend und dämpft das Schmerzempfinden. Wie viel Cortisol ausgeschüttet wird, hängt von unserer psychischen Verfassung ab. Je belastender wir eine Situation wahrnehmen, desto mehr Cortisol wird bereitgestellt – damit wir für den bevorstehenden Stress besser gewappnet sind. Es sind also vor allem psychische – sehr individuelle – Faktoren, die die Freisetzung von Cortisol beeinflussen. Das erklärt, weshalb der Cortisolwert nicht nur von Mensch zu Mensch, sondern auch je nach Situation stark schwanken kann.

sich chronisch überfordert. Im Gespräch mit dem Arzt geben die Patienten häufig an, sich selbst nicht mehr wiederzuerkennen. Sie stumpfen ab und resignieren – und erkranken dann an einem Burn-out-Syndrom oder an einer Hashimoto-Thyreoiditis.

Die Anspannung wird chronisch

Befindet sich unser Organismus permanent im Stressmodus, ist es nur noch eine Frage der Zeit, dass ihm seine Fähigkeit zur Selbstregulation verloren geht und es ihm auch an weniger stressigen Tagen nicht mehr möglich ist, zu seinem normalen Ruheniveau zurückzufinden. Gefördert wird die ständige Alarmbereitschaft des Körpers auch durch Cortisol, das neben Adrenalin und Noradrenalin ein wichtiges Stresshormon ist.

Cortisol wird in der Nebennierenrinde gebildet. Dauert eine Belastung länger an, sorgt es dafür, dass dem Körper genug Energie fürs »Durchhalten« zur Verfügung steht. Hierfür aktiviert das Stresshormon unter anderem den Stoffwechsel und hebt den Blutzuckerspiegel an. Cortisol hat aber auch eine regulierende Funktion: Ist die Cortisolkonzentration im Blut hoch, drosseln Hypothalamus und Hypophyse ihre Aktivitäten. Dann kommt die Stressreaktion zum Stillstand, und der Cortisolspiegel sinkt. Bei Dauerstress bleibt dieser Rückkopplungseffekt jedoch aus – der Cortisolspiegel bleibt chronisch erhöht.

Gedämpfte Immunantwort

Durch anhaltend erhöhte Cortisolkonzentrationen geraten mit der Zeit fast alle Stoffwechsel- und Regulationsprozesse im Körper aus dem Lot. Zudem blockiert zu viel Cortisol die Wirkung bestimmter Hormone und stört das Immunsystem. Auf diese Weise wirkt ein hoher Cortisolspiegel zwar entzündlichen Prozessen im Körper entgegen, doch wird zugleich die Immunabwehr geschwächt. Das kann dazu führen, dass Wunden langsamer heilen und Sie anfälliger für Infekte werden, insbesondere für Virusinfektionen. Sogar auf die Schilddrüsenhormone nimmt Cortisol Einfluss: Indem es die Leber dazu veranlasst, für den gesteigerten Energiebedarf vermehrt Glukose bereitzustellen, verfügt diese nun über weniger Kapazitäten, um T4 in T3 umzuwandeln (siehe *Seite 14*), sodass weniger T3 zur Verfügung steht.

Ermüdete Nebennieren

Seit einigen Jahren ist bekannt: Wenn die Nebennieren permanent über ihre Verhältnisse agieren, also dauerhaft sehr viel Cortisol produzieren, ermüden sie irgendwann und fahren ihre Cortisolproduktion drastisch herunter (»adrenal fatigue«). Viele der spürbaren Folgen eines Cortisolmangels ähneln denen einer Schilddrüsenunterfunktion, allen voran chronische Müdigkeit, morgendliche Anlaufschwierigkeiten, Energiemangel und rasche Erschöpfung nach körperlicher und geistiger Anstrengung, aber auch die Neigung zu frieren (niedrige Körpertemperatur!), depressive Verstimmungen sowie Angststörungen.

NEBENNIERENERSCHÖPFUNG UND SCHILDDRÜSENUNTERFUNKTION

Bislang gibt es nur Vermutungen, wie die beiden Funktionsstörungen miteinander zusammenhängen beziehungsweise sich gegenseitig bedingen könnten. Einige Erklärungsansätze stellen die Nebennierenschwäche an den Beginn der Kausalkette. Danach könnte eine Funktionsstörung der Nebennieren zum Beispiel die Konversion von T4 zu T3 behindern. Dadurch sitzen Jodatome nun an der falschen Stelle, sodass ein Teil des umgewandelten T3 für den Körper nicht verwertbar ist (man spricht von »reverse T3«, abgekürzt rT3). Stattdessen bindet es sich an die Schilddrüsenrezeptoren und blockiert sie, anstatt sie zu aktivieren. Ist mehr rT3 als freies T3 vorhanden, kommt es zu Störungen bei der Verwertung von T3 in den Zellen – die Symp-

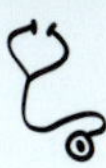

tome einer Schilddrüsenunterfunktion verschlimmern sich.
Es gibt aber auch die Theorie, dass die Schilddrüsenhormone – insbesondere, wenn sie substituiert werden – schwächelnde Nebennieren so stark unter Stress setzen, dass aus der bis dahin unbemerkten Ermüdung eine spürbare Erschöpfung beziehungsweise Verstärkung der Beschwerden wird. Wie das alles genau zusammenhängt, wird die Zukunft zeigen. Schon jetzt steht jedoch fest: Hashimoto-Patienten (wie auch Burn-out-Patienten) leiden auffallend oft gleichzeitig auch an einer Nebennierenschwäche. Für viele ganzheitlich orientierte Therapeuten ist dies einer der Hauptgründe, weshalb sich Hashimoto-Patienten trotz vermeintlich guter Hormoneinstellung ständig müde, erschöpft und antriebsarm fühlen.

NICHT-ADDISON-FORM

Die Nebennierenschwäche wird auch »Nicht-Addison-Form« genannt. Denn anders als bei der Autoimmunerkrankung Morbus Addison können sich erschöpfte Nebennieren durch eine gezielte Unterstützung wieder vollständig erholen. Bei der Addison-Krankheit muss der Hormonmangel dagegen für den Rest des Lebens medikamentös ausgeglichen werden.

Cortisol-Tagesprofil

Ohne über den Status der Nebennieren Bescheid zu wissen, kann die Behandlung einer Hashimoto-bedingten Schilddrüsenunterfunktion ins Leere laufen. Deshalb gehört zur Diagnostik der ganzheitlichen Medizin immer auch eine Überprüfung der Nebennieren. Am besten lässt sich der Cortisolwert im Speichel bestimmen. Da die Cortisolsekretion eine ausgeprägte Tagesrhythmik mit einem Maximum am Morgen und einem Minimum um Mitternacht hat, sollte immer ein Cortisol-Tagesprofil erstellt werden, die einmalige Messung ist nicht aussagekräftig. Hierfür werden die Cortisolkonzentrationen in fünf Proben über den Tag verteilt gemessen; idealerweise wird zusätzlich auch der DHEA-Wert (Dehydroepiandrosteron) einmal am Morgen sowie am späten Abend bestimmt. DHEA ist der Gegenspieler von Cortisol, der die Stressbereitschaft senkt; er ist in der Erschöpfungsphase der Nebennieren typischerweise auch zu niedrig. Viele Therapeuten messen außerdem den ACTH-Spiegel

(ACTH = adrenocorticotropes Hormon), der ebenfalls erniedrigt sein kann. Insgesamt unterscheidet die ganzheitliche Medizin die folgenden vier Krankheitsphasen:

- ***Erste Krankheitsphase (Anfangsstadium):*** *Bei anhaltendem Stress ist die nächtliche Cortisolproduktion gesteigert, was sich in deutlich erhöhten Cortisolwerten am Morgen widerspiegelt. Häufig bleibt die Cortisolkonzentration dann auch über den Tag hinweg erhöht.*
- ***Zweite Krankheitsphase:*** *Der Cortisolspiegel ist weiterhin hoch, eine Tagesrhythmik ist nicht mehr gegeben.*
- ***Dritte Krankheitsphase (Fortgeschrittenes Stadium):*** *Der morgendliche Cortisolwert ist niedrig, möglicherweise sind auch die folgenden Messungen im unteren Bereich. Ihre Nebennieren befinden sich bereits in der Erschöpfungsphase.*
- ***Vierte Krankheitsphase:*** *Die Cortisolwerte sind konstant erniedrigt, ebenso DHEA.*

Tipp: Speicheltest

Einen Cortisolmangel-Speicheltest können Sie zu Hause selbst durchführen. In der Apotheke (vor allem in Internet-Apotheken) sind rezeptfrei verschiedene Tests erhältlich, mit denen entweder nur Cortisol oder Cortisol sowie DHEA (etwa 89 Euro) bestimmt werden kann. Sinnvoll sind mehrmalige Messungen am Tag, damit sich ein aussagekräftiges Tagesprofil ergibt. Auffällige Werte sollten Sie unbedingt mit Ihrem Therapeuten besprechen, um gegebenenfalls eine individuell abgestimmte Behandlung einzuleiten.

Schilddrüsenhormone und Leber

T4 wird, wie gesagt, vor allem in der Leber in das stoffwechselaktive T3 umgewandelt. Eine stark geschwächte Leber kann also womöglich eine Unterversorgung des Körpers mit T3 begünstigen, weil in ihr die Abspaltung des Jodatoms aus T4 nicht mehr richtig funktioniert. Ein Indiz könnte sein, dass sich die Symptome der Schilddrüsenunterfunktion durch die Einnahme des T4-Präparats L-Thyroxin partout nicht bessern. Umgekehrt leidet aber auch die Leber, wenn ihr nicht genügend Schilddrüsenhormone zur Verfügung steht. Dann lässt zum Beispiel ihre Entgiftungsleistung nach oder der Abbau von Fetten – und damit die Bereitstellung von Energie – klappt nicht mehr richtig. Nicht immer muss ein Hormondefizit infolge einer kranken Schilddrüse verantwortlich sein, der Grund kann auch in der Leber selbst liegen, etwa, weil die Leberzellen die Hormone nicht mehr richtig aufnehmen können.

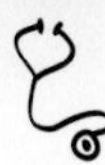

Die Rolle der weiblichen Hormone

Ist die Hashimoto-Thyreoiditis eine typische Frauenkrankheit? Die Zahlen sprechen dafür: Von den etwa vier bis acht Millionen Menschen, die hierzulande betroffen sind (verlässliche Daten über die Häufigkeit der Erkrankung gibt es nicht), sind bis zu 90 Prozent Frauen. Etwa ein Viertel von ihnen erkrankt zwischen dem 40. und 50. Lebensjahr – oft beginnt die Krankheit mit den Wechseljahren. Aber auch die beiden anderen großen hormonellen Übergangszeiten im Leben der Frau, Pubertät und Schwangerschaft, sind Phasen, die auffallend oft mit dem Ausbruch von Hashimoto zusammentreffen. Die meisten Therapeuten glauben nicht, dass es sich hierbei um einen Zufall handelt. Ihr Verdacht: Ein Ungleichgewicht der von den Eierstöcken gebildeten weiblichen Hormone, allen voran von Östrogen und Progesteron, könnte der mögliche Auslöser sein. (Bei Männern steht ein Mangel am männlichen Hormon Testosteron im Verdacht, Hashimoto zu fördern.)

ÖSTROGENDOMINANZ

Dabei ist besonders die Östrogendominanz bei gleichzeitigem Progesteronmangel bedeutsam: Der Östrogenspiegel ist erhöht und das

ÖSTROGEN UND CORTISOL

Laut einer Studie der britischen University of Greenwich aus dem Jahr 2002 reduziert Östrogen auch die Produktion des Stresshormons Cortisol. Sinkt der Östrogenspiegel während der Wechseljahre, steigt der Cortisolspiegel folglich an. Die Folge: Frauen werden stressanfälliger – und haben nun unter anderem auch ein erhöhtes Risiko für die Entwicklung einer Nebennierenschwäche. Unterstützt wird das ungute Zusammenspiel außerdem durch die Wechselwirkung zwischen Cortisol und Progesteron: Hohe Cortisolwerte ziehen nach sich, dass weniger Progesteron gebildet wird – ein Teufelskreis (siehe *Seite 38*).

Hormon dominiert seinen Gegenspieler, das körpereigene Progesteron. Entscheidend ist dabei die Menge an Progesteron: Steht weniger Progesteron als Östrogen zur Verfügung, behält Östrogen die Oberhand – auch wenn es objektiv selbst verringert ist. Eine solche Östrogendominanz zeigt sich oft in der Pubertät, wenn der weibliche Zyklus noch nicht eingespielt ist. Und sie markiert praktisch immer den Beginn der Wechseljahre (Prämenopause), wenn die Funktion der Eierstöcke allmählich nachlässt und der Progesteronspiegel mehr und mehr abfällt, die Östrogenproduktion jedoch noch weitgehend normal erfolgt.

FUNKTIONELLE SCHILDDRÜSENUNTERFUNKTION

Das ungute Wechselspiel zwischen den Schilddrüsenhormonen und dominant wirkendem Östrogen ist schon länger bekannt: Weil das weibliche Hormon verhindert, dass T3 und T4 von den Körperzellen richtig verwertet werden, kann es zu Symptomen einer Schilddrüsenunterfunktion kommen – obwohl die Schilddrüse eigentlich genügend Hormone produziert. (Einziger Hinweis: erhöhte TSH-Werte, weil die Hypophyse die vermeintlich verminderte Schilddrüsenhormonproduktion anzukurbeln versucht.)
Dass eine Östrogendominanz aber möglicherweise auch die Entstehung einer Hashimoto-Thyreoiditis begünstigt, ist eine noch weitgehend unbeachtete These. Danach ist es vor allem der Progesteronmangel, der zur Triebfeder einer Schilddrüsenentzündung wird. Dabei stützt sich die Argumentation auf den Umstand, dass Progesteron – neben vielfältigen anderen Aufgaben – auch auf das Immunsystem Einfluss nimmt, etwa indem es Entzündungen hemmt und übermäßigen Immunreaktionen entgegenwirkt. Fehlt Progesteron, fällt dieses Regulativ weg.

Hilfe durch Progesteron in der Schwangerschaft

Oft fühlen sich Hashimoto-Patientinnen während ihrer Schwangerschaft deutlich besser. Der mutmaßliche Grund: das kontinuierlich ansteigende Progesteron, das für den Erhalt der Schwangerschaft in den ersten drei Monaten sorgt und später das weitere Wachstum des Ungeborenen fördert. Der positive Effekt von Progesteron auf das Krankheitsbild einer Hashimoto-Thyreoiditis ist sogar messbar, denn oft sinkt während der Schwangerschaft auch der Antikörperspiegel. Die Kehrseite der Medaille: Nach der Schwangerschaft steigt durch den Rückgang des Progesterons das Risiko für eine Verschlechterung der Erkrankung. Deshalb sind nicht nur während der Schwangerschaft, sondern auch während der ersten sechs Monate nach der Entbindung engmaschige Kontrolluntersuchungen wichtig.

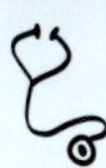

Wenn Progesteron, dann natürliches

Auch wenn die Wissenschaft noch viel zu erforschen hat, bis die Zusammenhänge endgültig geklärt sind – die Ergebnisse der Erfahrungsmedizin sprechen für sich: Bei vielen Hashimoto-Patientinnen mit einem (relativen) Progesteronmangel bessern sich nicht nur die Beschwerden, die durch ein Zuwenig des weiblichen Hormons hervorgerufen werden, sondern auch die Unterfunktionssymptome lassen nach, wenn eine begleitende Behandlung mit Progesteron eingeleitet wird. Dabei hat sich ein isolierter pflanzlicher Ausgangsstoff aus der Yamswurzel (etwa in Salbenform) als besonders effektiv herausgestellt, der synthetisch dann zum bioidentischen Progesteron umgewandelt wird. Als Anwendung wird empfohlen, die Salbe entweder abends auf die Oberarm-Innenseite (ein bis zwei Hübe) oder direkt auf den Hals, knapp oberhalb der Schilddrüse, aufzutragen. Phytotherapeutische Alternativen: Tinkturen aus Heilpflanzen, die der Wirkung von Progesteron ähnlich sind, etwa Extrakte aus Mönchspfeffer, Schafgarbe oder Frauenmantel.

Glutensensitivität und Hashimoto – Gibt es einen gemeinsamen Nenner?

Von 500 Personen leidet hierzulande eine an Zöliakie: Sobald ein Stück Brot verzehrt wird, reagiert die Schleimhaut ihres Dünndarms mit einer Entzündung. Auslöser ist eine Unverträglichkeit des Klebereiweißes Gluten beziehungsweise seiner Proteinunterfraktionen (insbesondere Gliadin), enthalten in Nahrungsmitteln aus Weizen, Dinkel, Roggen, Gerste oder Hafer. Dabei sind ganz unterschiedliche Krankheitsformen möglich: von der »klassischen« Zöliakie, die sich bereits in den ersten Lebensmonaten entwickelt und oft mit schweren Verdauungsstörungen, Mangelzuständen und Gedeihstörungen einhergeht, bis hin zum »stummen« Verlauf, der kaum oder gar keine Beschwerden hervorruft. Deshalb: Unabhängig von Schwere, Verlauf und Symptomatik der Erkrankung – allen Formen gemeinsam ist der Nachweis von Antikörpern, deshalb wird die Zöliakie zu den Autoimmunerkrankungen (mit allergischer Komponente) gezählt. Die einzige Therapie: eine lebenslange glutenfreie Ernährung.

Neuere Forschungen legen nahe: Zwischen Zöliakie und der Hashimoto-Thyreoiditis besteht ein Zusammenhang. Denn 8 bis 10 Prozent der Zöliakiepatienten entwickeln zusätzlich eine autoimmune Schilddrüsenentzündung vom Typ Hashimoto – und ebenso erkranken 8 bis 10 Prozent der Hashimoto-Patienten mit Fortschreiten ihrer Erkrankung auch an Zöliakie. In Verdacht stehen einmal mehr die Gene; ihre Identifizierung ist derzeit Gegenstand verschiedener Forschungsprojekte.

BESSERUNG DURCH GLUTENFREIE ERNÄHRUNG

Es kommt vor, dass Hashimoto-Patienten auf glutenhaltige Lebensmittel »überempfindlich« reagieren, obwohl bei ihnen weder zöliakiespezifische Antikörper noch zöliakietypische Schädigungen der Dünndarmschleimhaut nachgewiesen werden können. Dennoch fühlen sich die Betroffenen deutlich besser, wenn sie sich glutenfrei ernähren. Der subjektive Therapieerfolg lässt sich mitunter auch objektiv bestätigen: Nach der Ernährungsumstellung sinken die Schilddrüsenantikörper.

KRANK DURCH »UNDICHTEN« DARM?

Aus Sicht der ganzheitlichen Medizin gibt es für dieses Phänomen eine plausible Erklärung: Es liegt eine Barrierestörung im Darm vor, die entweder durch Gluten selbst verursacht wird oder durch Gluten verschlimmert werden kann. Das Krankheitsbild wird Leaky-Gut-Syndrom (leaky gut = durchlässiger Darm) genannt, denn die spezialisierten Proteine, die die Zwischenräume der Schleimhautzellen der Darmwand verschließen (Tight Junctions), lecken, sodass die Schutzfunktion der Darmschleimhaut erheblich gestört wird, bis sie schließlich sogar durchlässig wird. Auf diese Weise gelingt es nun auch Stoffen, die eine intakte Darmwand normalerweise nicht überwinden können, diese zu passieren, darunter etwa Krankheitserreger wie Bakterien und deren Giftstoffe, aber auch Stoffwechselabbauprodukte, halb verdaute Nahrungsmittelbestandteile, fettunlösliche Stoffe oder chemische Schadstoffe.

Tipp: Lassen Sie sich auf Zöliakie untersuchen!

Wenn bei Ihnen eine Hashimoto-Thyreoiditis diagnostiziert wurde, empfiehlt es sich, sich vorsichtshalber auch auf Zöliakie untersuchen zu lassen – auch wenn Sie keine spürbaren Symptome haben. Das gilt vor allem dann, wenn Sie ungewöhnlich hohe Dosen an L-Thyroxin benötigen – für erfahrene Therapeuten oft ein möglicher Hinweis darauf, dass gleichzeitig auch eine Zöliakie besteht. Bestätigt sich der Verdacht, muss die Ernährung konsequent auf glutenfrei umgestellt werden, damit sich die Darmschleimhaut wieder normalisiert. Dadurch nimmt auch die Wirksamkeit des Hormonpräparats zu, sodass in den meisten Fällen die Dosis Schritt für Schritt bis zur individuell passenden Dosis verringert werden kann.

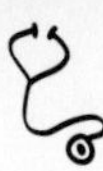

Die Rolle des Immunsystems

Die körpereigenen Abwehrkräfte tolerieren keine fremden Stoffe im Körper. Und so leitet das Immunsystem des Darms umgehend eine Immunreaktion ein. Die Folge: eine Entzündung der Darmschleimhaut. Allerdings nimmt die Durchlässigkeit der Tight Junctions durch die Entzündung weiter zu, was wiederum das Entzündungsgeschehen verstärkt. Aber auch außerhalb des Darms tritt das Immunsystem auf den Plan. Dann werden gegen die als unbekannt identifizierten Stoffe – Bakterien, Gifte, Nahrungsbestandteile –, die nun im Blut zirkulieren, Antikörper gebildet, wodurch einer Nahrungsmittelunverträglichkeit Tür und Tor geöffnet wird (oder eine bereits bestehende weiter verstärkt wird).

Doch wie hängt eine Hashimoto-Thyreoiditis (ebenso wie andere Autoimmunerkrankungen) mit einem Leaky-Gut-Syndrom zusammen? Einer Hypothese zufolge ist es den im Darm gebildeten Immunkomplexen aus Antigenen und Antikörpern möglich, durch die undichte Darmwand in den Blutkreislauf und bis zur Schilddrüse zu gelangen, wo sie sich anlagern. Damit könnte der Entzündungsprozess (als Folge einer Immunreaktion im Darm) auf anderes Gewebe übergegriffen haben – und der eigentlich sinnvolle Abwehrkampf wäre zum selbstzerstörerischen Kampf gegen Eigenes ausgeartet.

Zonulin-Bestimmung: Wie gesund ist Ihr Darm?

Verdauungsprobleme wie Verstopfung, Bauchschmerzen und Blähungen, aber auch Resorptionsstörungen, wodurch Vitamine, Mineralstoffe und Spurenelemente nicht mehr in ausreichendem Maß aufgenommen werden können, sind häufige Begleiterscheinungen einer Hashimoto-Thyreoiditis. Aus schulmedizinischer Sicht ist dies die logische Folge der Schilddrüsenunterfunktion: Durch den Hormonmangel sind Darmmotorik und Nahrungspassage durch den Darm verlangsamt, die Darmschleimhaut kann aufgequollen (ödematös) sein. Demgegenüber geht die ganzheitliche Medizin davon aus, dass für die Verdauungsstörungen in vielen Fällen das Leaky-Gut-Syndrom primär verantwortlich ist. Klarheit können eine Untersuchung der Darmflora sowie die Bestimmung von Zonulin bringen. Zonulin ist ein Botenstoff, der sich in der Darmschleimhaut befindet. Er beaufsichtigt die Transportvorgänge der Darmschleimhaut. Für welche Nahrungsbestandteile sich die Tight Junctions öffnen (etwa für Nährstoffe) und für welche sie geschlossen bleiben müssen (für Schadstoffe!), regelt Zonulin.

Wird vermehrt Zonulin freigesetzt, öffnen sich die Tight Junctions zu oft – und das Leaky-Gut-Syndrom entsteht. Zonulin gilt als zuverlässiger Marker, um die Durchlässigkeit der Darmwand zu messen, und ist spezifischer als etwa die Bestimmung von Alpha-1-Antitrypsin oder des Entzündungsproteins Calprotectin im Stuhl. (Ihre diagnostische Bedeutung liegt vor allem im Nachweis/Ausschluss einer Entzündung an der Darmschleimhaut.)

Zonulin kann sowohl im Stuhl als auch im Blutserum bestimmt werden (Kosten: jeweils etwa 35 Euro). Als Referenzbereich gelten Zonulinwerte im Stuhl bis 78 Nanogramm pro Milliliter sowie Werte im Blut bis 48 Nanogramm pro Milliliter. Erhöhte Werte lassen sich bei chronisch-entzündlichen Darmerkrankungen, Autoimmunerkrankungen oder einer Fettleber feststellen, außerdem bei einer Antibiotikatherapie.

Laktulose-Mannitol-Test

Eine andere, inzwischen gut etablierte Methode, ein Leaky-Gut-Syndrom nachzuweisen, ist der Laktulose-Mannitol-Test. Findet sich im Urin viel Laktulose, jedoch nur wenig Mannitol, weist dies auf eine erhöhte Durchlässigkeit der Dünndarmschleimhaut hin. Denn bei einer intakten Darmbarriere verhält es sich genau umgekehrt: Es wird nur eine geringe Menge des größeren Zuckermoleküls Laktulose vom Darm in den Blutkreislauf überführt (resorbiert), wohingegen die Darmschleimhautzellen die kleinere, wasserlösliche Zuckerverbindung Mannitol nahezu vollständig resorbieren, die dann mit dem Urin ausgeschieden wird. Als Normbereich gilt ein L/M-Quotient von 0,01 bis 0,03.

Die FODMAP-Theorie

Nicht nur glutenhaltige Lebensmittel stehen im Verdacht, die Durchlässigkeit des Darms zu erhöhen, sondern auch die FODMAPs. Die Abkürzung steht für »fermentable oligo-, di- and monosaccharides and polyols« – also für kurzkettige, vergärbare Kohlenhydratverbindungen wie Fruktose, Fruktane, Laktose, Galaktose oder Zuckeraustauschstoffe (wie Xylit oder Sorbit). Da sie vom Dünndarm kaum aufgenommen werden können, gelangen sie unverändert in den Dickdarm, wo sie von der Darmflora abgebaut (fermentiert) werden. Vermutet wird, dass die dabei entstehenden Gärungsprozesse ein Auslöser für Entzündungsreaktionen der Darmschleimhaut sein könnten, die wiederum das Leaky-Gut-Syndrom (siehe *Seite 40*) in Gang setzen. In der Reizdarmtherapie ist die Wirksamkeit einer FODMAP-armen Ernährung zur Linderung von Blähungen, Bauchkrämpfen und breiigen Stühlen inzwischen wissenschaftlich belegt. Hierfür müssen die Betroffenen allerdings auf einiges verzichten: auf Knoblauch, Zwiebeln und Kohl, aber auch auf Pilze, Brokkoli und viele beliebte Obstsorten wie Äpfel, Pfirsiche, Kirschen oder Weintrauben.

Die Darmbarriere – Schutzwall zum Außen

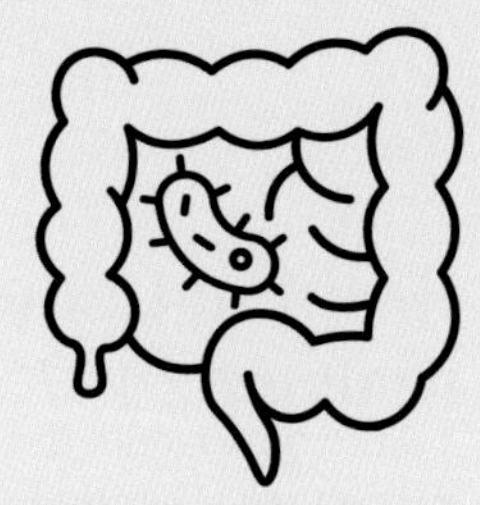

Die Darmwand ist so groß wie ein Fußballfeld. In ihr verläuft das darmspezifische Immunsystem. Damit es funktioniert, ist eine gesunde Darmflora wichtig.

Mit ihren Falten und Fältchen (Mikrovilli), den fingerähnlichen Ausstülpungen (Zotten) und kleinen Gruben (Krypten) umfasst die aufgefaltete Darmwand eine Fläche von 300 bis 500 Quadratmetern! Hier werden über 70 Prozent aller Immunzellen des Körpers gebildet. Ihre Hauptaufgabe ist es, krank machende Mikroorganismen, Allergene und andere, über die Nahrung aufgenommene körperfremde Substanzen aufzuspüren und unschädlich zu machen. Zudem gibt das darmspezifische Immunsystem auf zellulärer Ebene seine Abwehrerfahrungen an die übrigen Schleimhautregionen des Organismus (wie etwa an das Bronchial- oder Harnwegssystem) weiter. So beeinflusst das Immunorgan Darm faktisch das gesamte Abwehrsystem des Körpers.

EINE SCHICHT, ZWEI AUFGABEN

Die oberste Schicht der Darmschleimhaut (Epithel) muss zwei verschiedenen Ansprüchen gerecht werden: Zum einen muss sie für alle Nährstoffe des Nahrungsbreis in Richtung Blutbahn durchlässig sein, damit diese rasch zu den Zellen gelangen. Zum anderen muss sie den Körper vor all den ungesunden Dingen schützen, die im Essen stecken.

Reguliert wird die Darmbarriere-Funktion von der Darmflora, also allen im Magen-Darm-Trakt vorkommenden Mikroorganismen – die Mehrzahl davon Bakterien. Es sind rund 500 verschiedene Bakterienarten bekannt, darunter einige potenziell krank machende Stämme. Für eine intakte Darmbarriere ist es wichtig, dass die krank machenden und die für den Organismus unschädlichen Populationen im Gleichgewicht bleiben. Dafür kontrolliert sich die Darmflora selbst, indem sie bei Bedarf bestimmte Proteine freisetzt, die das Wachstum pathogener Keime hemmen. Tatsächlich unterstützt sie auch die Immunabwehr – aber eben nur dann, wenn der Anteil der »guten« Bakterien nicht durch Antibiotika, einseitige Ernährung oder zu viel Stress dezimiert wurde. Deshalb stärkt alles, was Ihrem Darm guttut, gleichzeitig Ihre Abwehrkräfte.

Hashimoto durch Insulinresistenz?

Bei einigen Hashimoto-Patienten reagieren die Körperzellen auf Insulin weniger empfindlich, sodass das Hormon seine Wirkung verliert und der Blutzuckerspiegel ansteigt. Eine solche Insulinresistenz gilt nicht nur als Marker eines sich entwickelnden Typ-2-Diabetes, sondern sie kann sich zudem ungünstig auf die entzündete Schilddrüse auswirken. Ob die Insulinresistenz Triebfeder oder Begleiterscheinung von Hashimoto-Thyreoiditis ist, ist unklar. Fest steht: Zeigen ein Blutzuckerbelastungstest sowie eine Bestimmung des Insulinspiegels eine Insulinresistenz an, ist eine fett- und kohlenhydratarme Ernährung notwendig – vor allem, wenn gleichzeitig bauchbetontes Übergewicht besteht.

Weitere mögliche Auslöser

- *Schwermetallbelastung: Es wird diskutiert, ob eine chronische Belastung durch Blei, Arsen, Quecksilber (Amalgam!) und andere Schwermetalle an der Entstehung einer Hashimoto-Thyreoiditis beteiligt sein könnten. Wenn Sie den Verdacht haben, dass Sie betroffen sind, raten wir zu einem Mobilisationstest: Hierbei wird eine mögliche Schwermetallbelastung im Körper anhand von Urinproben ermittelt.*
- *Eine Therapie mit Lithium, aber auch mit Interferonen, etwa zur Behandlung einer Hepatitis C (Interferon-alpha) oder von Multipler Sklerose (Interferon-beta), erhöht das Risiko für Hashimoto.*

WAS IST URSACHE, WAS IST WIRKUNG?

Trotz vieler einleuchtender Erklärungsansätze und überzeugender erfahrungsmedizinischer Erkenntnisse über die möglichen Entstehungsmechanismen der Hashimoto-Thyreoiditis bleibt die Frage offen: Was ist Ursache, was ist Wirkung? Womit hat alles begonnen? Mit einem Irrtum des Immunsystems? Oder sind es der durchlässige Darm, die Nahrungsmittelunverträglichkeit, die Nebennierenschwäche, die Östrogendominanz, der Stress, die die Weichen in Richtung Autoimmunerkrankung gestellt haben?

Alles hängt mit allem zusammen

Sicher ist: Ihre Erkrankung mit all ihren wechselhaften körperlichen und psychischen Belastungen ist sehr viel komplexer, als es uns die Schulmedizin mit ihrem monokausalen Behandlungsansatz glauben machen möchte. Hormone können lindern. Aber sie können nur das Defizit ausgleichen, das durch die Unterfunktion der Schilddrüse entstanden ist – und nicht zum Beispiel er-

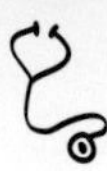

müdete Nebennieren stärken oder eine undichte Darmbarriere kitten. Damit erklärt sich auch, weshalb bei so vielen Hashimoto-Patienten eine Lücke klafft zwischen ihrem »guten Laborwert« und ihrem tatsächlichen Befinden. In Wahrheit hängt nämlich alles mit allem zusammen: die Funktion der Schilddrüse mit der Funktion der Nebennieren, des Darms, der Eierstöcke – und dazu das Immunsystem, das ständig mit »seinen« Organen interagiert – und umgekehrt. Umso wichtiger ist ein ganzheitlicher Behandlungsansatz, der individuell auf den einzelnen Patienten abgestimmt ist.

Die Regulationstherapie

Oberstes Ziel ist es, den aus dem Lot geratenen Organismus effektiv darin zu unterstützen, dass er wieder in sein natürliches Gleichgewicht zurückfindet. Das ist die Aufgabe der Regulationstherapie. Hierfür kennt die ganzheitliche Medizin eine Reihe von bewährten Verfahren und Arzneien – von der Phytotherapie und Homöopathie bis hin zu einem gezielten Ausgleich von Nährstoffdefiziten, einer individuell angepassten Ernährungstherapie oder effektiven Maßnahmen zur Stressbewältigung. Es kann sein, dass Sie auch künftig nicht auf den medikamentösen Ausgleich Ihres Schilddrüsenhormonmangels verzichten können. Mit einer konsequenten Umsetzung der ganzheitlichen Behandlungsmaßnahmen lässt sich jedoch oft eine so nachhaltige Besserung erzielen, dass die Hormondosis im Laufe der Therapie reduziert werden kann. Und: Es ist gar nicht so selten, dass der Entzündungsprozess nachlässt und sogar ganz zum Stillstand kommt, sodass Sie eines Tages wieder beschwerdefrei sind.

Der unberechenbare Krankheitsverlauf

Eine Hashimoto-Thyreoiditis kann sich schleichend über Jahre entwickeln, aber auch innerhalb weniger Monate dazu führen, dass die Schilddrüse vollständig vernarbt; dieser Verlauf ist hierzulande jedoch sehr selten. Ebenso ist ein schubartiger Verlauf möglich, der sich durch ein Druck- oder Kloßgefühl im Hals, Erschöpfung, Muskel- und Gelenkschmerzen äußert.

VON DER ÜBERFUNKTION …

Wann sich die ersten Beschwerden bemerkbar gemacht haben, lässt sich im Rückblick oft gar nicht so genau benennen – zumal mögliche Frühsymptome ohnehin nicht typisch für eine manifeste Hashimoto-Thyreoiditis sind. Oft ist die Schilddrüse zu Beginn erst einmal nur leicht vergrößert. Manchmal spürt der Betroffene die Veränderung selbst, wenn er seinen Hals abtastet; auch Druckgefühle (Globusgefühl) und Schluckbeschwerden sind möglich. Tatsächlich hat die Entzündung in der Frühphase häufig zunächst Symptome einer Überfunktion zur Folge: Gewichtsverlust trotz eines guten Appetits, Ruhelosigkeit, Zittern, ein beschleunigter Puls, Herzklopfen, das als Pochen in den Ohren wahrgenommen wird, und oft auch die Neigung zu Durchfall und Schwitzen – der Stoffwechsel läuft vorübergehend auf Hochtouren. Ausgangspunkt ist die massive Zerstörung der Schilddrüsenzellen, die nun vermehrt gespeicherte Schilddrüsenhormone freisetzen – deshalb sprechen die Therapeuten auch von einer »Leck-Überfunktion« oder Hashitoxikose.

Es kann aber auch sein, dass sich Phasen eines Hormonüberschusses mit denen eines Hormonmangels abwechseln – und deshalb

HÄUFIGE SZENARIEN

Für Hashimoto-Thyreoiditis ist es typisch, dass das subjektive Empfinden des Patienten nicht mit dem objektiven medizinischen Befund übereinstimmt. Die häufigsten Szenarien:

- *Die ärztliche Diagnose lautet wegen der unauffälligen Laborwerte »schilddrüsengesund« – obwohl die beschriebenen Symptome haargenau mit denen einer Schilddrüsenunterfunktion übereinstimmen.*
- *Ein Teil der Symptome passt durchaus zum Untersuchungsergebnis »Schilddrüsenunterfunktion«. Nun kommt es ganz auf den Therapeuten an, ob er sich die Mühe macht, auch den unklaren Beschwerden diagnostisch auf die Spur zu kommen, oder ob er seinen Patienten kurzerhand nach Hause schickt.*
- *Das Untersuchungsergebnis lässt keinen Zweifel daran, dass eine Hashimoto-Thyreoiditis besteht – dennoch bleibt die Diagnose für den Betroffenen abstrakt, weil er sich gesund fühlt. Es kann sein, dass es so bleibt. Aber es ist auch möglich, dass die Erkrankung behandlungsbedürftig wird.*

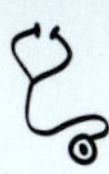

auch das Beschwerdebild ständig ein anderes ist. In diesen Fällen ist es oft noch schwieriger, die Anzeichen einer Hashimoto-Thyreoiditis klar zu erkennen. Und manchmal spürt der Betroffene auch nichts von dem drohenden Unheil in seiner Schilddrüse – dann wird die Erkrankung gar nicht oder als »Zufallsbefund« entdeckt.

… HINEIN IN DIE UNTERFUNKTION

In der Übergangsphase schlagen die Symptome endgültig in Richtung Unterfunktion um, nun dominieren all die typischen Begleiterscheinungen eines verlangsamten Stoffwechsels (siehe *Seite 16*). Noch besteht die Chance, dass sich Befinden und Werte wieder normalisieren und die Erkrankung als »spontan geheilt« gilt. Häufiger schreitet die Erkrankung allerdings weiter fort, sodass immer mehr funktionstüchtiges Schilddrüsengewebe verloren geht – die Schilddrüsenunterfunktion ist manifest geworden.

Kann sich die Schilddrüse auflösen?
Es stimmt: Eine Hashimoto-Schilddrüse kann so stark schrumpfen, dass sie im Ultraschall nicht mehr erkennbar ist – sie hat sich buchstäblich aufgelöst. Dies ist jedoch bei weniger als einem Prozent der Betroffenen der Fall und damit zum Glück sehr selten. Es lässt sich nicht vorhersagen, wie eine Hashimoto-Thyreoiditis im Einzelfall verläuft.
Praktisch ist alles möglich – von einem milden Geschehen ohne Krankheitsgefühl bis hin zu solchen Fällen, die mit so starken Beschwerden einhergehen, dass es schwerfällt, nicht seinen Lebensmut zu verlieren.

Wie wird die Diagnose »Hashimoto« gestellt?

Die Basis einer erfolgreichen Therapie ist immer eine differenzierte Diagnostik – das gilt für die Schulmedizin ebenso wie für die ganzheitliche Medizin. Die Schulmedizin stützt sich zum Nachweis einer Hashimoto-Thyreoiditis im Wesentlichen auf zwei Untersuchungsverfahren: auf die bildliche Darstellung der Schilddrüse mittels Ultraschall und auf die Bestimmung der Antikörper- und Schilddrüsenwerte im Blutserum.
Die ganzheitliche Medizin geht einen Schritt weiter: Sie prüft anhand vieler weiterer Parameter (wie etwa die Bestimmung von Cortisol, Zonulin, Vitamin D, Selen, Zink etc.) mögliche Auswirkungen, die eine Hashimoto-Thyreoiditis auch auf andere Organe und Organsysteme haben könnte.

ULTRASCHALLUNTERSUCHUNG

Die Untersuchung der Schilddrüse mithilfe von Ultraschallwellen (Sonografie) ist ein bewährtes Verfahren, um sich eine räumliche Vorstellung von ihrer Größe, Form und

Struktur zu machen. Zugleich können Abweichungen der Echogenität (also der Intensität, mit der sich ein Organ bei einer Sonografie abzeichnet), aber auch Knoten oder Flüssigkeitsgefüllte Hohlräume (Zysten) aufgedeckt werden. Ist die Schilddrüse gesund, zeigt sie sich im Ultraschallbild eher hellweißlich (echoreich) und lässt sich damit gut von ihrer Umgebungsstruktur abgrenzen. Anders ist das Bild einer Hashimoto-Schilddrüse: Durch die Ansammlung von Entzündungszellen sind charakteristische Muster entstanden, die als »echoarm« bezeichnet werden. Das Gewebe ist weniger fest und inhomogen. Zudem ist der Grauwert der Schilddrüsenstruktur dunkler und nähert sich dem der Halsmuskulatur an. In dieser Phase hat das Schilddrüsenvolumen meist bereits abgenommen, und die beiden Schilddrüsenlappen sind kleiner geworden (atrophe Form). Aber es ist auch möglich, dass die Schilddrüse kugelig und aufgebläht erscheint – diese hyperthrophe Form ist jedoch selten. Das typische echoarme Grundmuster zeigt sich oft, lange bevor erhöhte Antikörper nachweisbar sind.
Der Ultraschallbefund allein reicht aber nicht aus, um eine endgültige Diagnose zu stellen. Erst wenn auch Antikörper- und Hormonstatus bekannt sind, lässt sich sagen, ob eine autoimmunbedingte Entzündung der Schilddrüse im Entstehen ist oder bereits eine Funktionsstörung vorliegt. Auskunft gibt eine Blutuntersuchung.

BLUTUNTERSUCHUNG: ANTIKÖRPER

Meist lassen sich Schilddrüsenantikörper bereits vor einer Veränderung der Schilddrüsenfunktion im Blut nachweisen. Wegweisend für die Diagnose sind die im Blut zirkulierenden TPO-Antikörper und in etwas eingeschränkterem Maße auch die TG-Antikörper. Nur selten kommt es auch zu einer Erhöhung des TSH-Rezeptor-Antikörpers (TRAK, siehe *Seite 21*). Allerdings: Die Höhe der Antikörper sagt nur bedingt etwas über die Aktivität der Entzündung aus. Zwar kommt es vor, dass sich die Beschwerden bei steigenden Antikörperwerten verstärken und bei fallenden Antikörperspiegeln abnehmen. Jedoch können sowohl hohe als auch niedrige Antikörperspiegel mit ausgeprägten, schwachen oder fehlenden Symptomen einhergehen. Umgekehrt sind auch bei nicht nachweisbaren Antikörpern Beschwerden möglich. Werden keine Antikörper nachgewiesen, kann trotzdem eine Hashimoto-Thyreoiditis bestehen, wenn dies durch eine Ultraschalluntersuchung und die Symptome bestätigt wird. TPO-Antikörper sind bei Hashimoto-Patienten in 60 bis 90 Prozent der Fälle positiv, TG-Antikörper können bei etwa 60 Prozent, TRAK bei 6 bis 10 Prozent der Betroffenen nachgewiesen werden. Hinzu

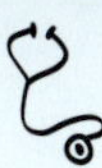

kommt, dass die Antikörperspiegel von Messung zu Messung variieren.

BLUTUNTERSUCHUNG: SCHILDDRÜSENHORMONE

Ein Anstieg des schilddrüsenstimulierenden Hormons TSH im Blut ist in der Regel das erste Zeichen einer Unterfunktion. Es steigt an, wenn (freies) T4 sinkt, und es sinkt, wenn (freies) T4 ansteigt, etwa wenn L-Thyroxin (synthetisch hergestelltes Levothyroxin) eingenommen wird. Für die Schulmedizin ist die TSH-Bestimmung deshalb die wichtigste Untersuchung, um eine Schilddrüsenunterfunktion zu erkennen. Aber: Der TSH-Wert kann Schwankungen unterliegen, sogar um bis zu 30 Prozent innerhalb eines Tages. Auch die Jahreszeit spielt eine Rolle, im Winter sind die TSH-Werte oft höher als im Sommer. Manchmal gibt es auch Situationen, in denen der Körper vorübergehend mehr Schilddrüsenhormone benötigt, wodurch der TSH-Wert kurzzeitig in die Höhe getrieben wird, etwa bei einer schweren Infektion, körperlicher Anstrengung und Stress, aber auch bei Schlafmangel oder einem Jetlag. In diesem Fall reguliert sich der TSH-Wert von allein wieder, wenn es den Auslöser nicht mehr gibt.
Wegen dieser Störanfälligkeit raten die Ärzte dazu, den TSH-Wert im Zweifelsfall mehrfach zu messen, insbesondere bei grenzwertigen beziehungsweise leicht erhöhten TSH-Werten. Spätestens, wenn der TSH-Spiegel bei der Kontrolle erhöht bleibt, werden auch die nicht an Transporteiweiße gebundenen, freien T4 (fT4) und freien T3 (fT3) gemessen. Auf diese Weise lässt sich meist auch eine unterschwellige (latente) gut von einer manifesten Unterfunktion abgrenzen.

SO BEEINFLUSSEN MEDIKAMENTE DEN TSH-SPIEGEL

Auch einige Medikamente können den TSH-Wert beeinflussen. Wirkstoffe wie Lithium oder Amiodaron können ihn in die Höhe treiben, wohingegen hoch dosierte Azetylsalizylsäure (4000 mg pro Tag) oder Glukokortikoide ihn senken können.

Tagesrhythmik von TSH

Der TSH-Spiegel unterliegt einem Tag-Nacht-Rhythmus. Üblicherweise findet sich der höchste Wert zwischen 2 und 4 Uhr, und auch am frühen Morgen ist er meist noch relativ hoch. Bis zum frühen Abend fällt TSH kontinuierlich ab, um dann zwischen 18 und

20 Uhr am niedrigsten zu sein. Danach steigt er relativ rasch wieder an. Die Bestimmung des TSH-Werts zwischen 8.30 Uhr und 16 Uhr ist am zuverlässigsten; als »normal« gelten Abweichungen von bis zu 1 Milli-Unit pro Liter (mU/L).

Was die Werte bedeuten können

- *In der subklinischen (latenten) Phase ist der TSH-Wert oft noch normal (es werden noch genug Schilddrüsenhormone gebildet), auch wenn die Betroffenen bereits unter Symptomen einer Schilddrüsenunterfunktion leiden. Orientiert sich der Therapeut dann ausschließlich am »normalen« TSH-Wert, ohne die Beschwerden des Patienten zu berücksichtigen und eine Antikörper-Bestimmung vorzunehmen, bleibt die Erkrankung unerkannt.*
- *Manchmal lässt sich aber auch bereits eine milde TSH-Erhöhung feststellen, bevor erhöhte Antikörperwerte im Blut nachweisbar sind.*
- *Bei einer manifesten Schilddrüsenunterfunktion ist neben erhöhten TSH-Werten das freie T4 und bei einem schweren Verlauf auch das freie T3 vermindert.*
- *Steht die Diagnose, sollten die Blutwerte, je nach Stärke der Beschwerden, im ersten Jahr etwa alle vier bis zwölf Wochen kontrolliert werden. Ist der Krankheitsverlauf stabil, genügt es, alle sechs Monate eine Blutuntersuchung sowie eine Ultraschalluntersuchung durchzuführen.*

Vorsicht in der Schwangerschaft

Leidet die werdende Mutter an einer Hashimoto-Thyreoiditis, wird das Ungeborene nicht ausreichend mit Schilddrüsenhormonen versorgt. Infolgedessen kann die körperliche und geistige Entwicklung des Kindes beeinträchtigt werden. Zudem steigt das Risiko für eine Früh- oder Fehlgeburt. Deshalb sollte eine (Hashimoto-bedingte) Schilddrüsenunterfunktion in der Schwangerschaft möglichst frühzeitig diagnostiziert und gegebenenfalls behandelt werden.
Inwieweit eine Behandlung mit L-Thyroxin zum Ausgleich des Mangels an Schilddrüsenhormonen notwendig ist, richtet sich vor allem danach, wie ausgeprägt die Unterversorgung mit Schilddrüsenhormonen ist. Es kann sein, dass der Arzt bereits bei einer latenten Schilddrüsenunterfunktion mit positivem Test auf TPO-Antikörper zu einer Behandlung mit L-Thyroxin rät. TSH-Werte über 10,0 mU/l sind immer behandlungsbedürftig.

AUSNAHME SZINTIGRAFIE

Bei einer Szintigrafie wird dem Patienten eine radioaktive Substanz in die Blutbahn gespritzt, um die Durchblutung und Stoffwechselaktivität der Schilddrüse zu überprüfen. Bei Hashimoto-Patienten ist eine Szintigrafie nur notwendig, wenn kalte oder heiße Knoten vermutet werden.

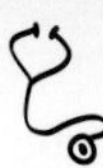

TIPP: REFERENZWERTE

Folgende Werte gelten als Normbereich:

- *TPO-Antikörper:*
  negativ: < 35 U/ml
  positiv: > 35 U/ml
- *TG-Antikörper:*
  negativ: < 100 U/ml
  Grenzbereich: 100–200 U/ml
  positiv: > 200 U/ml
- *TRAK: negativ: < 1,8 IU/l*
  positiv: > 1,8 IU/l
- *Freies T3 (fT3): 2,5–4,4 ng/l (3,9–6,7 pmol/l)*
- *Freies T4 (fT4): 9,9–16,2 ng/l (12,7–20,8 pmol/l)*
- *TSH: Der lange Zeit gültige Normwert von etwa 2,5 mU/l wurde nach oben korrigiert. Außerdem werden die TSH-Referenzwerte in der aktuellen deutschen S2k-Leitlinie »Erhöhter TSH-Wert in der Hausarztpraxis« nun in Abhängigkeit vom Alter angegeben:*
  18 bis 70 Jahre: 0,4 bis 4,0 mU/l
  Ab 71 Jahren gelten Werte bis 5,0 mU/l und ab 81 Jahren Werte bis 6,0 mU/l als normal.

Wichtig: Die verschiedenen Angaben zum Normalbereich der Schilddrüsenwerte variieren teilweise erheblich. Deshalb richten Sie sich bei der Erstbeurteilung wie auch bei der Verlaufskontrolle am besten nach den von Ihrem Labor angegebenen Referenzwerten.

KÖRPERTEMPERATUR MESSEN

Auch mit der dreimaligen Messung der Körpertemperatur (morgens, um 15.00 Uhr und abends, jeweils unter der Zunge gemessen) lässt sich eine Schilddrüsenunterfunktion feststellen: Liegt die Temperatur unter 36,4 Grad Celsius, besteht eine Schilddrüsenunterfunktion. Werte zwischen 36,6 und 36,8 Grad Celsius gelten als Grauzone, Werte über 36,8 Grad Celsius sprechen für eine normale Schilddrüsenfunktion. Frauen im gebärfähigen Alter sollten allerdings berücksichtigen, dass die Körpertemperatur nach dem Eisprung um 0,2 bis 0,5 Grad höher ist.

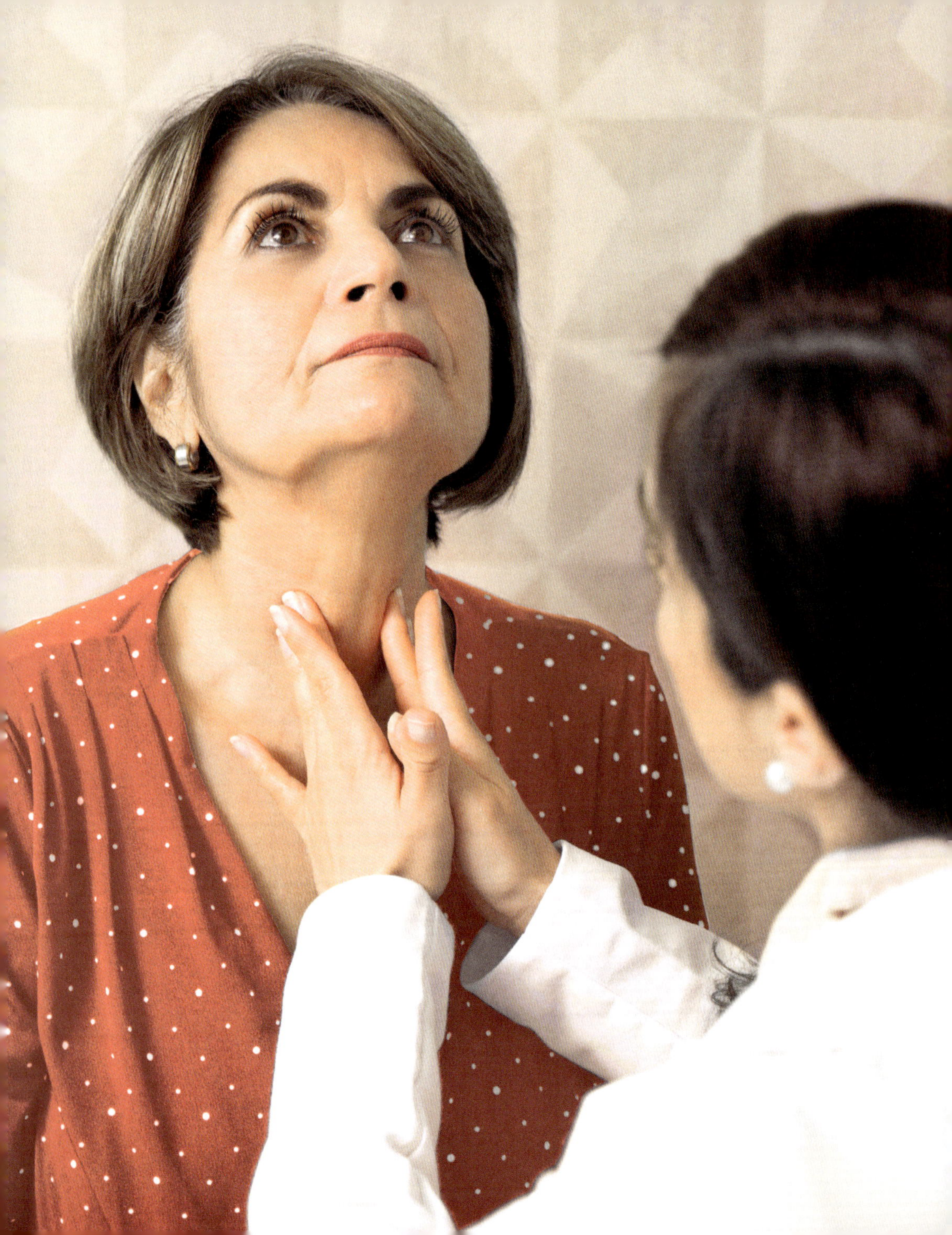

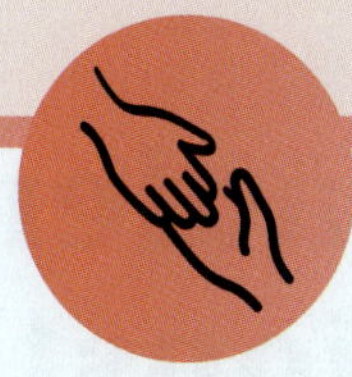

Hashimoto ganzheitlich therapieren

Da Ihre Schilddrüse nicht allein für Ihre Beschwerden verantwortlich ist, kann Ihnen das ganzheitliche Therapieprogramm neue Energie schenken.

DIE SÄULEN DER REGULATIONSTHERAPIE
Seite 54

DIE BESCHWERDEN WEGESSEN
Seite 70

Die Säulen der Regulationstherapie

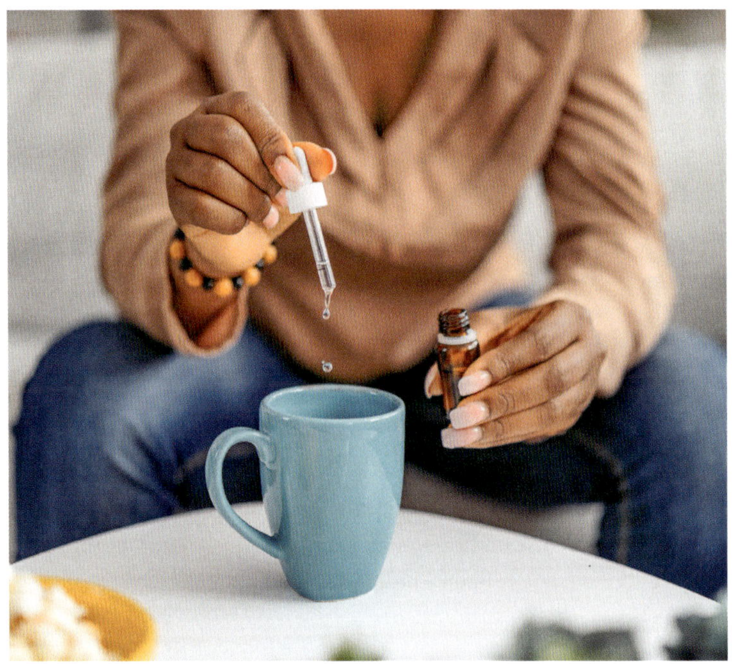

Der schulmedizinische Therapieansatz einer Hashimoto-Thyreoiditis lässt sich so zusammenfassen: Stehen dem Körper zu wenig Schilddrüsenhormone zur Verfügung, muss dies durch die Zufuhr von Hormonen ausgeglichen werden – und dies in der Regel lebenslang.

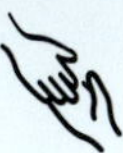

Wichtigste Indikatoren für die Notwendigkeit der Hormontherapie sind auffällige Hormonwerte, etwa wenn fT3 und/oder fT4 vermindert sind. Ebenso gilt ein erhöhter TSH-Wert (> 4,0 mU/l) als behandlungsbedürftig. Inzwischen beziehen viele Ärzte aber auch die Befindlichkeit ihrer Patienten mit in die Entscheidungsfindung ein: Zeigen ein erhöhter TSH-Wert, ein erhöhter Antikörperspiegel und/oder ein auffälliger Ultraschallbefund eine Hashimoto-Thyreoiditis an, ohne dass der Patient über Unterfunktionssymptome klagt, warten immer mehr Ärzte den weiteren Verlauf ab, bevor sie eine Behandlung mit Thyroxin einleiten. Die richtige Hormondosis zu finden, wird allerdings oft zur Herausforderung. Häufig dauert es Wochen oder Monate, bis die optimale Einstellung gefunden wird – für die Betroffenen eine ständige Achterbahnfahrt zwischen den Symptomen einer Unter- und einer Überfunktion, zwischen altbekannten und neu hinzugekommenen Beschwerden.

Welche Medikamente gibt es?

Es gibt T4-Präparate in verschiedenen Dosierungen (zum Beispiel L-Thyrox®, Euthyrox®), T3-Tabletten (etwa Thybon®) sowie Kombinationspäparate, die T4 und T3 enthalten (zum Beispiel Prothyrid® T4/T3 10:1, Novothyral® T4/T3 5:1). Meist werden sie als Tabletten verordnet, T4 ist auch in Tropfenform erhältlich (zum Beispiel L-Thyroxin Henning®-Tropfen). Da die Tropfen direkt über die Mundschleimhaut aufgenommen werden, sind sie in ihrer Wirkung oft besser.

Welche Hormongabe in welcher Dosierung infrage kommt, sollte immer individuell bestimmt werden. Zu Beginn der Therapie wird in der Regel mit T4-Präparaten begonnen, wobei die Dosierung zunächst schrittweise (in Schritten von jeweils 25 Mikrogramm) erfolgt, bis die optimale Dosierung ermittelt ist. Der Einsatz von T4 in Kombination mit T3 oder von T3 allein ist vor allem dann eine Option, wenn Symptome einer Störung bei der Umwandlung von T4 in das stoffwechselaktive T3 bestehen (siehe *Seite 36*). Hinweise sind Konzentrationsstörungen, Müdigkeit, depressive Verstimmung, Muskelschmerzen und starke Gewichtszunahme.

Tipp: Regelmäßig kontrollieren

Lassen Sie Ihre Blutwerte regelmäßig überprüfen! Nach einer Dosisänderung müssen zwischen den Kontrollterminen mindestens fünf Wochen liegen, da es etwa vier Wochen dauert, bis die Hormonspeicher aufgefüllt sind. Haben Sie das Gefühl, gut eingestellt zu sein, genügt es, wenn Sie Ihre Hormonwerte alle sechs Monate überprüfen lassen.

Tipp: Nüchtern einnehmen

Nehmen Sie die Hormone morgens mindestens 30 Minuten vor dem Frühstück mit einem Glas Wasser ein. Wichtig ist ein zeitlicher Abstand von mindestens zwei Stunden zur Einnahme von Kalzium- und Eisentabletten, da diese die Aufnahme der Schilddrüsenhormone behindern.

NATÜRLICHER SCHILDDRÜSEN-EXTRAKT

Eine natürliche Alternative zu den synthetischen Hormontabletten sind Kapseln, die auf tierischem Schilddrüsenextrakt basieren (zum Beispiel Thyreogland® T4/T3 4:1, erhältlich in der Klösterl-Apotheke, München). In den USA werden mehr als 20 Prozent der Hashimoto-Patienten auf diese Weise erfolgreich behandelt. Wirkt das synthetische Thyroxin nicht, stellt die Einnahme der Kapseln eine Alternative dar.

Umstimmung in mehreren Schritten

Mit der richtigen Thyroxin-Dosis lassen sich (im Idealfall) zwar die Symptome eines Hormonmangels beseitigen, nicht aber die Symptome der Hashimoto-Thyreoiditis. Damit wirklich eine dauerhafte Besserung eintritt, gilt es, auch die Begleiterscheinungen der Krankheit mit in die Therapie einzubeziehen. Und das heißt:

- *die Barrierestörung der Darmschleimhaut behandeln,*
- *das geschwächte Immunsystem mit einer antientzündlichen Ernährung wieder ins Gleichgewicht bringen und auf eine rhythmische, auf einem ausgewogenen Wechsel von Aktivitäts- und Ruhephasen basierende Lebensweise achten,*
- *mögliche Nährstoffdefizite ausgleichen,*
- *eine überlastete Leber und ermüdete Nebennieren stärken und den Schilddrüsenstoffwechsel nachhaltig ankurbeln.*

Das sind die Säulen der Regulationstherapie. Zu den Grundprinzipien dieser ganzheitlichen Therapie gehört es, Krankheiten nicht allein mit symptomspezifischen Mitteln (also Medikamenten, die gegen einzelne Symptome helfen) zu behandeln. Um eine chronisch entzündete Schilddrüse wieder zu aktivieren, bedarf es vielmehr einer Umstimmung des gesamten Organismus. Dadurch wird er in die Lage versetzt, sich neu zu organisieren, um so die Heilanstöße von außen besser aufnehmen zu können. Dabei wird ein geschwächtes Organ niemals direkt aktiviert, da es so nur noch mehr geschwächt werden würde. Die Regulationstherapie zielt erst einmal auf eine Entlastung der Schilddrüse, indem zunächst andere, vom Krankheitsgeschehen erfasste

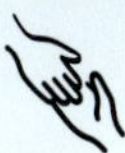

Organe unterstützt werden. In einem zweiten Schritt geht es darum, die Funktion der Schilddrüse zu stabilisieren und das verbliebene hormonproduzierende Gewebe anzuregen.

DER HOMÖOPATHISCHE WEG

Die Homöopathie stellt jetzt schon seit mehr als zwei Jahrhunderten ihre immer wieder verblüffende Wirkung unter Beweis. Enttäuscht von den begrenzten Möglichkeiten der damaligen Medizin, entwarf der Arzt Samuel Hahnemann (1755–1843) Ende des 18. Jahrhunderts ein Verfahren, das auf dem Ähnlichkeitsprinzip basiert: Ein Wirkstoff, der bei einem Gesunden bestimmte Krankheitssymptome hervorruft, kann einem Kranken mit ähnlichen Symptomen helfen, seine Selbstheilungskräfte anzuregen, um wieder gesund zu werden. Dieser Wirkstoff (Urtinktur), der aus dem Mineralien-, Tier-, Pflanzen- oder Menschenreich stammt, mitunter aber auch aus Krankheitserregern gewonnen wird, kommt jedoch nicht in seiner Reinform, sondern potenziert zur Anwendung. Hierfür wird er viele Male verdünnt, bis er zum Schluss auf die Streukügelchen aus Milchzucker, die Globuli, aufgebracht wird oder für die Anwendung als Tropfen in Alkohol gelöst wird.

Akutmittel in Tiefpotenzen

Die von uns empfohlenen Homöopathika (Globuli oder Tropfen) sind als Dezimalpotenzen hergestellt (daher der Zusatz »D«) und gehören damit zu den Tiefpotenzen: Bei der Verdünnung beträgt das Verhältnis 1:10. Die Nummer, die hinter dem D steht, zeigt an, wie oft dieser Vorgang wiederholt wurde (zum Beispiel D4 = viermal im gleichen Verhältnis verdünnt). Bei einer chronischen Erkrankung wie der Hashimoto-Thyreoiditis setzt die Homöopathie aber vor allem auf eine Konstitutionstherapie: Der erfahrene Therapeut bestimmt nach der Anamnese ein Konstitutionsmittel, das zum Krankheitsbild passt und zugleich auf die Persönlichkeit des Patienten abgestimmt ist.

Neu entdeckte Mittel: Lanthaniden

Bei der Behandlung einer Hashimoto-Thyreoiditis stehen die Lanthaniden (Seltenerdmetalle) im Fokus, eine vor einigen Jahren von dem niederländischen Homöopathen Jan Scholten (geboren 1951) neu entdeckte Mittelgruppe. Sie umfasst 15 Metall-Grundsubstanzen und deren Verbindungen, die zur Gruppe der seltenen Erden gehören – und sie nehmen in der homöopathischen Behandlung von Autoimmunerkrankungen inzwischen einen wichtigen Stellenwert ein. Das Schlüsselwort der Lanthaniden-Persönlichkeit ist »Selbst«: die Behauptung des Selbst, der Zweifel oder auch die Suche nach dem Selbst in einer von hektischer Betriebsamkeit und Leistungsdenken geprägten und meist für diese Menschen sehr arbeitsreichen Welt. Dabei empfinden sie oft eine große Enttäuschung, Kränkung und Kummer: Sie sind sich selbst fremd geworden, und die Welt ist ihnen irgendwie abhandengekommen im Abarbeiten all der Aufgaben, die es für sie tagtäglich zu bewältigen gilt. Weitere Mittel, die für diese Persönlichkeiten konstitutionell besonders oft anzutreffen sind, sind Aurum metallicum, Acidum phosphoricum, Carcinosinum, Staphisagria, Ignatia, Lac humanum, Lac caninum oder Natrium muriaticum. Passt das gewählte Mittel zum Patienten, ist es möglich, seine Lebenskraft damit so zu stärken, dass er eine tiefgreifende Verbesserung auf körperlicher und seelischer Ebene erlebt.

SCHÜSSLER-SALZE ALS ERGÄNZUNG

Auch wenn die von Wilhelm Schüßler (1821–1898) begründete Schüßler-Therapie aus der Homöopathie hervorgegangen ist, basiert das Heilverfahren letztlich auf einem anderen Ansatz: Im Mittelpunkt stehen zwölf Mineralstoffe, die natürlicherweise im Organismus vorkommen. Schüßlers Nachfolger haben später zwölf weitere Ergänzungsmittel hinzugefügt. Aus Sicht von Wilhelm Schüßler ist Krankheit ein Zeichen dafür, dass es dem Körper an Lebenssalzen mangelt. Wird dem Betroffenen das individuell passende Salz zugeführt, um so den Körper bei der Verwertung von Mineralstoffen zu unterstützen, wird das gestörte biochemische Gleichgewicht im Organismus wiederhergestellt – und die Genesung wird eingeleitet. Die Salze werden wie die homöopathischen Mittel potenziert und kommen in den Potenzen D3, D6 und D12 entweder in Tablettenform (seltener als Pulver) oder als Salbe zur Anwendung. Eine Schüßler-Salz-Gabe enthält also allergeringste Mengen und ist damit keine Mineralstoff-Ersatztherapie. Die von uns empfohlenen Schüßler-Salze dienen vor allem der ergänzenden Behandlung zu anderen Maßnahmen der Regulationstherapie.

HILFE AUS DER PFLANZEN-APOTHEKE

Pflanzen werden schon seit Menschengedenken zur Linderung von Krankheiten eingesetzt – früher waren sie sogar das einzige therapeutische Mittel, das den Heilkundigen zur Verfügung stand. Der modernen Phytotherapie (Pflanzenheilkunde) steht eine Reihe von pflanzlichen Arzneimittelzubereitungen (Phytopharmaka) zur Verfügung, die als Tees, Kapseln, Tinkturen und Salben oder auch als Zusatz in Bädern, Wickeln, Auflagen und Umschlägen zur Anwendung kommen. Dabei erweisen sich gerade die Heilkräutertees immer wieder als bewährte Selbsthilfemaßnahme. Dass sie bei unseren Empfehlungen eine eher untergeordnete Rolle einnehmen, liegt

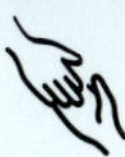

daran, dass die Beschwerden einer Hashimoto-Thyreoiditis in der Regel auf stärker wirksame Darreichungsformen besser ansprechen. Bewährt haben sich vor allem standardisierte Extrakte und Reinstoffpräparate, die Organe wie die Leber (Kurkuma, siehe *Seite 68*, Löwenzahn, siehe *Seite 134*) oder den Darm (Flohsamen, siehe *Seite 133*) stärken beziehungsweise einzelne Symptome wie Müdigkeit (pflanzliche Adaptogene, siehe *Seite 122*) oder eine depressive Verstimmung (Griffonia, siehe *Seite 136*) lindern.

Den Darm sanieren

Der Darm und das Immunsystem sind untrennbar miteinander verbunden, denn die Darmschleimhaut enthält mehr als 70 Prozent der körpereigenen Immunzellen (lymphoidales Gewebe). Ist der Darm in seiner Funktion gestört, laufen Bemühungen, das Immunsystem zu unterstützen, ins Leere – und umgekehrt. Auch Schilddrüse, Nebennieren und Leber leiden, wenn der Darm beeinträchtigt ist. Um es gleich vorweg zu sagen: Ohne therapeutische Begleitung lassen sich eine gesunde Darmflora und eine intakte Darmbarriere kaum wiederherstellen. Mithilfe eines Stuhltests lässt sich feststellen, ob ein Leaky-Gut-Syndrom (Zonulin-Bestimmung, siehe *Seite 40 f.*) und/oder eine Störung der Darmflora vorliegt.

EFFEKTIVE DARMUNTERSTÜTZUNG

So unterstützen Sie effektiv Ihren Darm:

- *Verzichten Sie für mindestens drei Wochen auf alle Nahrungsmittel, die bei Ihnen eine Unverträglichkeitsreaktion hervorrufen. (Menschen mit Leaky-Gut-Syndrom vertragen oft nicht: Gluten, Soja, Mais, Hefe, Eier, Milch und Milchprodukte.) Danach führen Sie jedes weggelassene Nahrungsmittel in einem Abstand von jeweils drei Tagen einzeln wieder ein. Notieren Sie sich bei jedem Nahrungsmittel Ihre körperliche und psychische Reaktion darauf. So erkennen Sie, welche Nahrungsmittel problematisch sind – und deshalb endgültig von Ihrem Speiseplan gestrichen werden sollten. (Ist die Darmtherapie abgeschlossen, kann es sein, dass Sie sie wieder vertragen.)*
- *Um eine intakte Barrierefunktion wiederherzustellen, empfiehlt sich die Einnahme von Kurkuma, siehe* Seite 68 *und der Aminosäure L-Glutamin, die sich zur Unterstützung der Darmfunktion bewährt hat (zum Beispiel von Biogena).*
- *Im nächsten Behandlungsschritt folgt die mikrobiologische Therapie: Hierbei kommen überwiegend lebende Mikroorganismen – Probiotika – zum Einsatz, die in natürlicher Form auch im Darm zu finden sind. Wichtigste Aufgabe der Probiotika ist der Aufbau einer gesunden Darmflora. Auf diese Weise*

werden unter anderem die Aufspaltung und Verwertung von Nährstoffen während des Verdauungsprozesses verbessert und die immunologische Abwehrfunktion des Darms – und letztlich des ganzen Organismus – gestärkt. Im Übrigen profitiert auch die Leber: Studien zeigen, dass erhöhte Leberwerte (und auch eingelagertes Fett) durch eine mehrmonatige Einnahme von Probiotika gesenkt werden. Hauptvertreter sind Milchsäurebakterien wie Bifidobacterium- und Lactobacillus-Stämme. Wichtig ist, dass ein Präparat gewählt wird, das exakt den Mangel an Bifidobakterien und Laktobazillen ausgleicht, der in der Darmflora-Analyse festgestellt wurde.

- ***Präparatebeispiel:*** *Omni Biotic® metabolic (Institut Allergosan), das zusätzlich Enterococcus-faecium-Bakterien enthält.*

Tipp: Darmreinigung

Eine Darmreinigung hilft, den Darm von Gift- und Schlackenstoffen zu befreien. Außerdem regt sie die Leber zur Freisetzung von Galle an – was den Entgiftungsprozess zusätzlich unterstützt. Die klassische Darmreinigung zu Hause wird mittels Einlauf, Glauber- oder Bittersalz durchgeführt. Eine Alternative ist die maschinell gesteuerte Darmreinigung durch einen speziell geschulten Therapeuten (Colon-Hydrotherapie).

- ***Einnahmeempfehlung:*** *Einmal täglich einen Beutel in $^1/_8$ Liter Wasser einrühren, mindestens eine Minute Aktivierungszeit abwarten, umrühren und trinken. Das Präparat mindestens drei Monate lang einnehmen. Treten Blähungen auf, muss die Dosis reduziert werden.*

Aktiv gegen die Entzündung

Die wichtigste Maßnahme für ein beschwerdefreies, ausgeglichenes Leben ist für Hashimoto-Patienten ein Gesundheitsprogramm, das auf antientzündlichen Prinzipien basiert. Dieses sollten Sie am besten von nun an zu Ihrer Lebensweise machen:

- *Ändern Sie Ihre Ernährungsgewohnheiten hin zu einer antientzündlichen Ernährungsweise. Unsere Ernährungsempfehlungen (siehe ab* Seite 70*) helfen Ihnen dabei.*
- *Leiden Sie unter bauchbetontem Übergewicht, ist es wichtig, dass Ihre Ernährung nicht nur antientzündlich, sondern auch kalorienarm ist (»Schlankmacher-Rezepte«, siehe* Seite 84*). Im Gegensatz zu dem Fettgewebe, das sich direkt unter der Haut befindet, ist das Bauchfett nämlich ein hochaktives Gewebe, das sich wie ein eigenständiges Organ verhält. Es produziert zahlreiche Hormone (Adipokine) und entzündungsfördernde Botenstoffe und kann so aktiv auf Stoffwechselprozesse Einfluss nehmen und zahlreiche Entzündungsprozesse*

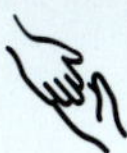

in Gang setzen beziehungsweise weiter anheizen. Hinzu kommt, dass eine Wechselwirkung zwischen dem Bauchfett und der Entstehung einer Insulinresistenz beziehungsweise eines Diabetes vom Typ 2 und anderen typischen »Zivilisationskrankheiten« besteht.

- *Gewöhnen Sie Ihren Körper an einen gesunden Fastenstoffwechsel. Hierfür bietet sich das Intervallfasten (intermittierendes Fasten) an: Planen Sie einen Tag in der Woche ein, an dem Sie ausschließlich kalorienfreie Getränke (wie Wasser oder ungesüßten Kräutertee) zu sich nehmen. Eine Alternative ist, an ein bis zwei Tagen in der Woche nur acht Stunden bis zum frühen Nachmittag wie gewohnt zu essen und dann die nächsten 16 Stunden auf das Essen vollständig zu verzichten. Alternate-Day-Fasting wird abwechselnd ein Tag gefastet und ein Tag ohne Einschränkungen gegessen. Studien belegen, dass die biochemischen Veränderungen, die mit dieser Art des Fastens verbunden sind, ausgesprochen gesundheitsfördernd sind, etwa indem sie zu einer Regulierung des Blutzuckerspiegels beitragen, den Fettstoffwechsel verbessern und Entzündungswerte sinken lassen. Bevorzugen Sie zudem Nahrungsmittel mit einer niedrigen glykämischen Last, siehe* Seite 77*, potenziert sich der antientzündliche Effekt noch einmal. Und: Dies ist zugleich die wirksamste Maßnahme, um langfristig überschüssige Pfunde abzubauen.*
- *Der zweite Eckpfeiler der antientzündlichen Lebensweise ist regelmäßige Bewegung. Um das Entzündungsgeschehen in Ihrem Organismus einzudämmen und Ihr Immunsystem zu stärken, genügt es, jeden Tag 10 000 Schritte zu gehen und dazu dreimal pro Woche 30 bis 60 Minuten den Puls auf Trab und den Körper zum Schwitzen zu bringen. Die ideale Bewegungsform ist Ausdauertraining wie Gehen, Nordic Walking, Jogging, Skilanglauf, Radfahren, Tanzen oder Schwimmen. Auch mit dem Crosstrainer betreiben Sie Ausdauersport.*
- *Eignen Sie sich wirksame Anti-Stress-Strategien an! Sie haben es vermutlich selbst schon gespürt: In Zeiten starker Stressbelastung verschlimmern sich oft auch die Beschwerden einer Hashimoto-Thyreoiditis – bis hin zum Auftreten von akuten Entzündungsschüben. Deshalb: Bringen Sie mehr Entspannung in Ihr Leben, reduzieren Sie Stress durch ein besseres Zeitmanagement, und sorgen Sie für regelmäßige Auszeiten! Geben Sie dem Genießen mehr Raum! Üben Sie sich im positiven Denken, indem Sie »Ich muss«-Sätze vermeiden. Eine gute Möglichkeit, Stress abzubauen, ist Sport. Aber auch eine bewusst herbeigeführte Entspannung mithilfe einer Entspannungstechnik (wie beispielsweise autogenes Training oder progressive Muskelrelaxation) kann Ihnen wertvolle Dienste leisten.*
- *Und auch diese Maßnahmen helfen bei der Stärkung des Immunsystems: Saunagänge bei*

milden Temperaturen bis 60 Grad (nicht während eines Entzündungsschubs), Bauchreibungen mit einer Hautbürste im Uhrzeigersinn (bis eine leichte Rötung einsetzt) oder auch Schilddrüsen-Massagen mit Sanddorn- beziehungsweise Rosmarinöl.

ANTIOXIDANZIEN ZUR UNTERSTÜTZUNG DER ANTIENTZÜNDLICHEN LEBENSWEISE

Die Vitamine A, C und E, Zink, Selen, Eisen, Q10, Glutathion, sekundäre Pflanzenstoffe wie Resveratrol, Carotonoide (Beta-Carotin), Gerbstoffe oder Flavonoide gehören zu den Antioxidanzien. Außerdem die oligomeren Proanthocyanidine, kurz OPC, deren antioxidatives Potenzial 20-mal größer als das von Vitamin C und 50-mal größer als das von Vitamin E ist. Antioxidanzien gehören zu den wichtigsten antientzündlichen Substanzen: Sie schützen die Körperzellen vor freien Radikalen (kurzlebigen, aggressiven Sauerstoffverbindungen), stärken das Immunsystem, wirken entzündungshemmend und krebsvorbeugend. Und: Sie können bereits bestehende Entzündungsreaktionen unterbrechen.

Antioxidans wird zum Prooxidans

Begleitend zu Ihrer Therapie (und zur Unterstützung Ihrer antientzündlichen Lebensweise) kann es daher sinnvoll sein, Antioxidanzien in Arzneimittelform einzunehmen. Wichtig ist hierbei allerdings, dass die Substitutionstherapie zeitlich begrenzt und zudem in Absprache mit einem Therapeuten oder Mediziner erfolgt. Denn einige eigentlich hilfreiche Antioxidanzien können unter Umständen dem Körper schaden. Es kann passieren, dass sie plötzlich selbst oxidativen Stress auslösen, anstatt diesen auszuschalten – aus einem Antioxidans ist dann ein Prooxidans geworden, das nun selbst freie Radikale bildet. Zu diesen kritischen Antioxidanzien gehören zum Beispiel Beta-Carotin, Lycopin und Zeaxanthin. Sogar so häufig eingesetzte Antioxidanzien wie die Vitamine C und E oder Zink können oxidativen Stress verursachen. Dies passiert vor allem dann, wenn sie in großen Mengen in synthetischer Form als Einzelsubstanzen verabreicht werden.
Eine verträglichere Alternative sind niedermolekulare, pflanzliche, hypoallergen hergestellte Antioxidanzien. Doch auch sie sollten nur so lange eingenommen werden, bis die Entzündungszeichen abgeflaut sind.
Präparatebeispiele: OPC Resveratrol® Formula (Biogena), es enthält OPC aus Traubenkernen, oder Resveratrol extra (Pure Encapsulations®), es gehört zur Gruppe der Polyphenole und hat eine antientzündliche Wirkung; Coenzym Q10 (Klösterl-Apotheke, München) ist eine körpereigene Substanz, sie ist wichtig im Energiestoffwechsel und bei der Abwehr von oxidativem Stress.

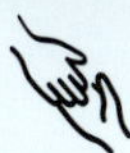

Einnahmeempfehlung: OPC Resveratrol® Formula und Resveratrol extra: Täglich eine Kapsel zur Prävention oder drei Kapseln zur Therapie. Coenzym Q10: täglich eine Kapsel zum Essen, das zur besseren Verwertung fetthaltig sein sollte.

Orthomolekulare Medizin bei Mangelerscheinungen

Wie alle chronischen Entzündungskrankheiten geht auch eine Hashimoto-Thyreoiditis fast immer mit einem Nährstoffmangel einher, der sich meist auch im Blut nachweisen lässt. Dadurch kann – neben anderen Störungen im Organismus – auch die Verwertung der Schilddrüsenhormone erschwert werden. Und: Oft ruft ein Nährstoffdefizit ähnliche Beschwerden hervor, wie sie auch für eine Schilddrüsenunterfunktion typisch sind. Besonders häufig: ein Defizit an Selen, Eisen, Vitamin D und an Vitaminen der B-Gruppe (siehe *Seite 124*). Häufig besteht auch ein Mangel an der Aminosäure L-Tyrosin, die für Hashimoto-Patienten als Vorstufe von T3 und T4 unverzichtbar ist.

RADIKALENFÄNGER SELEN

Als Bestandteil der Enzyme, die die Hauptakteure bei der Hormonbildung und Umwandlung von T4 in T3 sind (Glutathionperoxidasen, Thioredoxinreduktasen, Deiodasen), ist das essenzielle Spurenelement Selen für die Schilddrüse unverzichtbar. Denn als herausragendes Antioxidans schützt es das kleine Organ vor den Schäden der aggressiven freien Sauerstoffradikale, die entstehen, wenn die Schilddrüse Jod zur Produktion ihrer Hormone nutzt. Besteht ein Selenmangel, werden die Sauerstoffradikale nicht mehr abgefangen – und die natürliche Entgiftung der Schilddrüse kommt zum Erliegen. Nun haben die Sauerstoffradikale leichtes Spiel: Sie greifen die Schilddrüse an, setzen Entzündungen in Gang und heizen so die Autoimmunprozesse weiter an. Aber auch die Aktivität des Immunsystems leidet unter einem Selenmangel. Eine Verminderung der Anzahl an Immunzellen ist bei Hashimoto-Patienten messbar. Umso wichtiger ist es, dass die Betroffenen für eine ausreichende Selenzufuhr sorgen. Studien bestätigen, dass Selen den Verlauf einer Hashimoto-Thyreoiditis günstig beeinflussen und die Erkrankung sogar zum Stillstand bringen kann. Eine Studie von Professor Roland Gärtner (Ludwig-Maximilians-Universität München, 2002) belegte, dass die TPO-Antikörper signifikant gesenkt werden können, wenn drei Monate lang täglich 200 Mikrogramm Natriumselenit eingenommen werden. Deshalb verordnen viele Therapeuten ihren Patienten heute zu Behandlungsbeginn zusätzlich zur Hormoneinnahme eine zwei- bis dreimonatige Selensubstitution. Mitunter kommt es vor, dass der Therapeut im Einzelfall eine längere Behandlungsdauer für sinnvoll hält.

Präparatebeispiele: Selenase® 200 (Biosyn) in Tablettenform, das Natriumselenit in Reinsubstanz enthält, oder Selen Complex (Pure Encapsulations®) in Kapselform. Selen Complex kombiniert die Vorteile von organisch gebundenem Selen (Selenmethionin) mit anorganischem Selen (Natriumselenit). Denn während Natriumselenit schnell aufgenommen wird und damit dem Körper rasch zur Verfügung steht, wirkt Selenmethionin nachhaltiger, da seine Halbwertzeit doppelt so lang ist.

Einnahmeempfehlung für beide Präparate: Täglich eine Tablette/Kapsel mit etwas Wasser einnehmen. Vorsicht vor einer zu hohen Dosierung, andernfalls sind Nebenwirkungen wie Leberschäden möglich.

VIELSEITIGES EISEN

Obwohl es nur in einer geringen Konzentration vorkommt, spielt das Spurenelement Eisen eine lebensnotwendige Rolle in unserem Körper. Seine bekannteste Aufgabe: den Sauerstoff, den wir über die Lunge aufnehmen, an den roten Blutfarbstoff Hämoglobin zu binden, wodurch der Sauerstoff über das Blut im ganzen Körper bis in die Zellen transportiert werden kann.

Eisen ist zudem ein Bestandteil des Enzyms Thyreo-Peroxidase (TPO) und kurbelt die Umwandlung von T4 in T3 an. Ist zu wenig Eisen vorhanden, sinken die T4- und T3-Werte. Hinzu kommt, dass das Immunsystem bei Eisenmangel seine Schlagkraft einbüßt, was sich unter anderem in einer Anfälligkeit für Infekte zeigt. Zudem ist Eisen wichtig für die Bildung der Hormone Cortisol, Serotonin und Melatonin. Speziell für Hashimoto-Patienten gilt: Weil das Immunsystem bei chronischen Entzündungskrankheiten einen deutlich höheren Bedarf an Eisen hat, ist ein Mangel über kurz oder lang wahrscheinlich. Auch nehmen die Hashimoto-bedingten Entzündungsschübe bei einem Eisendefizit zu – ein Teufelskreis. Umso wichtiger ist es, dass Sie regelmäßig Ihre Werte kontrollieren lassen und bei einem Mangel konsequent gegensteuern. Übrigens: Rein pflanzliches Eisen wird von den meisten Menschen besser vertragen als synthetisch hergestelltes Eisen (zum Beispiel Ferro Sanol® Duodenal).

Präparatebeispiele: Ferroverde® 21 (NICApur) in Kapselform; Anaemodoron® Tropfen (Weleda). Ferroverde® enthält 21 Milligramm rein pflanzliches Eisen sowie 40 Milligramm Vitamin C aus Amla-Extrakt, wodurch die Eisenaufnahme verbessert wird. Das pflanzliche Kombinationspräparat Anaemodoron® Tropfen wird zur Anregung der Eisenverwer-

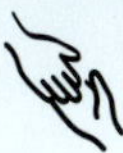

EISENMANGELDIAGNOSTIK

Die alleinige Bestimmung von Eisen im Blut reicht zur Diagnose eines Eisenmangels nicht aus. Vielmehr sollte auch der Eisenspeicher Ferritin überprüft werden. Niedrige Hämoglobin- und Hämatokritwerte, ein erniedrigter Hämoglobingehalt der Blutkörperchen, eine geringere Größe und/oder eine verminderte Zahl der roten Blutkörperchen geben Aufschluss über die Art der Blutarmut (Anämie).

tung bei einer Störung der Eisenaufnahme angewendet.

Einnahmeempfehlung: Ferroverde® 21: Einmal täglich eine Kapsel eine Stunde nach der Mahlzeit mit etwas Wasser einnehmen. Das Mittel sollte mit einem zeitlichen Abstand von mindestens zwei Stunden zu L-Thyroxin, Magnesium und Selen eingenommen werden. Anaemodoron® Tropfen: Täglich dreimal jeweils zehn Tropfen mit Wasser vor den Mahlzeiten einnehmen.

HÄUFIG FESTZUSTELLEN: VITAMIN-D-MANGEL

Etwa drei Viertel der Hashimoto-Patienten leiden unter einem Vitamin-D-Mangel. Ein Grund dafür ist, dass durch die Entzündung auch die C-Zellen der Schilddrüse in Mitleidenschaft gezogen werden: Sie bilden weniger Calcitonin, das eines der Regulatoren des Kalziumstoffwechsels ist (siehe *Seite 14*). Vitamin D unterstützt den Kalziumstoffwechsel. Steht zu wenig Calcitonin zur Verfügung, kompensiert der Körper den Mangel durch einen vermehrten Verbrauch von Vitamin D, um so den Kalziumstoffwechsel intakt zu halten. Auch das Immunsystem ist auf Vitamin D angewiesen: Fehlt es im Körper, können die T-Zellen des Immunsystems nicht reagieren und sind damit nicht imstande, eventuelle Krankheitserreger zu bekämpfen.

Bis zu 90 Prozent des benötigten Vitamin D werden vom Körper selbst gebildet – aber nur unter Einfluss von Sonneneinwirkung. Wer sich täglich 30 Minuten ohne Sonnenschutz dem UV-Licht der Sonne aussetzt, beugt also effektiv einem Vitamin-D-Mangel vor. Besteht jedoch bereits ein Defizit, muss Vitamin D von außen zugeführt werden. Positiver Nebeneffekt: Oft sinken auch die TPO-Antikörper-Werte (siehe *Seite 20 f.*), wenn der Vitamin-D-Haushalt wieder ausgeglichen werden konnte.

Präparatebeispiele: Vitamin D3 forte Tropfen (Klösterl-Apotheke, München), enthält zusätzlich Neutralöl zur besseren Aufnahme. Vitamin D_3 liquid (Pure Encapsulations®).

Einnahmeempfehlung: Vitamin D3 forte Tropfen: Täglich drei Tropfen (3 Tropfen = 1000 I. E.) nach dem Frühstück. Vitamin D_3 liquid: Täglich ein Tropfen (1 Tropfen = 1000 I. E.) nach dem Frühstück.

Dosierungsempfehlung: Bei einem ausgeprägten Vitamin-D-Mangel empfiehlt sich zu Therapiebeginn, zunächst täglich 2000 I. E. Vitamin D einzunehmen. Nach vier Wochen sollten Sie die Dosis dann auf 1000 I. E. pro Tag reduzieren. Kaum einen therapeutischen Nutzen hat die – oft verordnete – Hochdosistherapie von 20 000 I. E. einmal pro Woche mit Depotwirkung. Laborkontrollen haben gezeigt, dass der Vitamin-D-Spiegel bei dieser Therapie meist nicht ausreichend ansteigt. Zudem erhöht sich das Risiko für unerwünschte Nebenwirkungen.

L-TYROSIN

Die Aminosäure L-Tyrosin gehört zwar zu den Substanzen, die der Körper selbst herstellen kann, doch unter bestimmten Umständen kann der Verbrauch an L-Tyrosin die Bereitstellung so stark überschreiten, dass ein Defizit entsteht. (Deshalb wird es auch als semi-essenzielle Aminosäure bezeichnet.) L-Tyrosin ist für Hashimoto-Patienten zum einen wichtig, weil es ein Ausgangsstoff für Thyroxin und damit für T4 und T3 ist: Ein L-Tyrosin-Mangel zieht eine eingeschränkte Produktion an Schilddrüsenhormonen nach sich. Zum anderen ist L-Tyrosin für die Biosynthese von Dopamin, Adrenalin oder Noradrenalin eine wichtige Vorläufersubstanz. Fehlt L-Tyrosin, stehen auch weniger dieser Neurotransmitter zur Verfügung. Die möglichen Folgen: eine depressive Verstimmung, aber auch Abgeschlagenheit, Erschöpfung und Konzentrationsprobleme.

Präparatebeispiel: L-Tyrosin (Pure Encapsulations®) in Kapselform.

Einnahmeempfehlung: Täglich eine Kapsel zwischen den Mahlzeiten mit einem Abstand zum Essen von mindestens 30 Minuten einnehmen.

Achtung: Besteht eine (vorübergehende) Schilddrüsenüberfunktion oder werden gleichzeitig MAO-Hemmer zur Linderung einer Depression eingenommen, dürfen Sie das Mittel nicht anwenden.

STREITFALL ZINK

Ob für Hashimoto-Patienten auch eine Behandlung mit dem Antioxidans Zink sinnvoll ist, wird kontrovers diskutiert. Derzeit gilt: Insbesondere, wenn eine Infektanfälligkeit besteht, kann die – allerdings auf maximal vier Wochen befristete – Einnahme von 20 Mikrogramm Zink täglich sinnvoll sein.

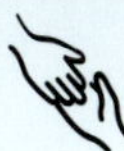

Stärkung von Nebennieren, Leber, Schilddrüse

Wenn Nebennieren und Leber stark in Mitleidenschaft gezogen sind, reicht die Versorgung mit Nährstoffen über die Ernährung nicht aus, um sie ausreichend zu stabilisieren. Wird ein Nährstoffmangel durch eine Blutuntersuchung nachgewiesen, macht es Sinn, auf Vitamine, Mineralstoffe oder Spurenelemente als hoch dosierte Mikronährstoffe in Reinextrakten zurückzugreifen. Im Folgenden nennen wir Ihnen eine kleine Auswahl, welche Substanzen beziehungsweise Kombinationen von Substanzen sich für die Behandlung der jeweiligen Organstörung besonders bewährt haben. Zur Anregung des Schilddrüsenstoffwechsels bieten sich auch Mittel der Homöopathie und Schüßler-Therapie an.

STABILISIERUNG DER NEBENNIEREN

Ausreichend Schlaf, viel Bewegung, regelmäßige Auszeiten – kurzum: Mit gezielten Anti-Stress-Maßnahmen helfen Sie Ihren ermüdeten Nebennieren am besten zu regenerieren. Zur pflanzlichen Unterstützung bieten sich adaptogene Phytopharmaka (siehe *Seite 122*) an, die Körper und Psyche helfen, stressresistenter zu werden, und so auch geschwächte Nebennieren entlasten. Wichtig ist zudem, dass Sie sich gemäß den Prinzipien der glykämischen Last (siehe *Seite* 77) ernähren, um Blutzuckerschwankungen zu vermeiden. Und: Verzichten Sie eine Weile auf Stimulanzien wie Kaffee, Schwarztee und grünen Tee. Sie enthalten Wirkstoffe, die anregend auf die Nebennieren und die Cortisolproduktion wirken – und so den Zustand der Überlastung weiter anheizen.

Ausgleich des Nährstoffmangels

Ist die Cortisolproduktion chronisch zu hoch, gehen dem Körper viele wichtige Nährstoffe verloren, allen voran B-Vitamine, Vitamin A, C, Zink oder Eisen. Bestehen zudem Darmprobleme, können die Nährstoffe mit der Nahrung nur noch eingeschränkt verwertet und aufgenommen werden – und ein Mangel mit all seinen negativen Begleiterscheinungen für den Organismus ist die Folge. Dazu gehört auch, dass die Nebennieren durch das Nährstoffdefizit einem noch stärkeren Stress ausgesetzt sind. Um diese Negativspirale zu durchbrechen, gehört es zu den stabilisierenden Maßnahmen, den Nährstoffmangel gezielt auszugleichen. Hierbei sind vor allem Zink, die Vitamine B_5 (Panthotensäure) und B_3 (Niacin) sowie Folsäure, aber auch die Vitamine A, C und E wichtig.

Präparatebeispiele: GlanduPlex® (Biogena) sowie Adrenal Intercell® (Intercell Pharma); das Präparat enthält zusätzlich L-Tyrosin.

Einnahmeempfehlung: GlanduPlex®: zweimal täglich eine Kapsel oder Adrenal Intercell®: In der ersten und zweiten Woche initial zweimal täglich je zwei Kapseln, in der dritten und vierten Woche zweimal täglich je eine Kapsel einnehmen. Als Erhaltungsdosis: täglich eine Kapsel (zwischen 10 und 11 Uhr).

Niedriger DHEA-Spiegel

Zeigt der Speicheltest (siehe *Seite 36*) einen erniedrigten DHEA-Spiegel an, kann gegebenenfalls eine vorübergehende Einnahme von synthetisch hergestelltem DHEA sinnvoll sein – aber nur unter therapeutischer Begleitung, um Nebenwirkungen zu vermeiden. Die wegen ihres hohen Anteils an Diosgenin (das dem von den Eierstöcken produzierten Progesteron sehr ähnlich ist) oftmals empfohlenen Extrakte aus Yamswurzel zur Verbesserung erniedrigter DHEA-Werte helfen leider gar nichts, da unserem Körper die Möglichkeit fehlt, aus den Diosgeninen DHEA zu bilden.

Kombitherapie Nebennieren/Darm

Zur Unterstützung von Nebennieren und Darm bietet sich ein Kombinationspräparat an, das neben Vitamin C, Zink, Selen und Vitamin D_3 auch Bakterienkulturen (Bifido- und Laktobazillen) enthält und sich positiv auf eine gestörte Darmflora auswirkt.
Präparatebeispiel: Immun Intercell® akut (Intercell Pharm).
Einnahmeempfehlung: zweimal täglich eine Kapsel 30 Minuten vor der Mahlzeit.

UNTERSTÜTZUNG VON LEBER UND GALLE

Empfohlene Phytotherapeutika: Kurkuma (Gelbwurz), Löwenzahn (siehe *Seite 134*).
Kurkuma: Potentes pflanzliches Antioxidans, das sich als wirksam bei entzündlichen Erkrankungen erwiesen hat, senkt den Cholesterinspiegel, indem es die Fettverdauung anregt und den Gallefluss steigert, verbessert bei chronischem Stress die Hormonsituation (Cortisol), hat einen positiven Einfluss auf Störungen der Hypothalamus-Hypophysen-Nebennieren-Achse, wirkt antidepressiv, interagiert mit den Serotoninrezeptoren und konnte (in Tierstudien) eine Erhöhung des Serotonins (5-HTP, siehe *Seite 136*) sowie eine Hemmung der serotoninabbauenden Monoaminoxidase bewirken.
Präparatebeispiele: Choleodoron® (Weleda), das neben Kurkuma auch Schöllkraut enthält; Curcuma aktiv (Klösterl-Apotheke, München), das zusätzlich Pfefferfrucht zur Unterstützung der Verdauung enthält.
Einnahmempfehlung: Choleodoron®: dreimal täglich jeweils zehn Tropfen auf einem Esslöffel Wasser; Curcuma aktiv: täglich eine Kapsel zum Essen mit viel Wasser.
Wer Kurkuma in seiner wirksamsten Form nutzen möchte, kauft sich im Bioladen kleine

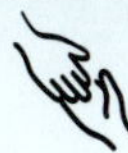

Stücke der Kurkumawurzel, schält sie morgens 30 Minuten vor dem Frühstück, kaut eine kapselgroße Menge zu Brei und schluckt den Brei. Trinken Sie anschließend viel lauwarmes Wasser nach. Die Anwendung hilft auch bei leichten Reizungen oder Entzündungen der Magen-Darm-Schleimhaut. Die vorübergehende Gelbfärbung von Mundschleimhaut und Zähnen lässt sich problemlos durch Zähneputzen beseitigen.
Löwenzahn: Taraxacum Urtinktur ø (Ceres) (siehe *Seite 134*).

ANREGUNG DES SCHILDDRÜSEN-STOFFWECHSELS

Empfohlene Homöopathika: Tetrajodthyroxin (T4) D4, Trijodthyronin (T3) D4 und Glandulae thyreoideae D8 regen den Schilddrüsenstoffwechsel an. Voraussetzung für die Einnahme ist, dass die Schilddrüse noch funktionstüchtig ist (Ultraschallkontrolle).
Einnahmeempfehlung: Diese drei homöopathischen Mittel werden initial für einen Monat im täglichen Wechsel als Einzelmittel gegeben. Hierfür jeweils drei Globuli morgens unter der Zunge zergehen lassen. Alternativ können sie auch ein bis zwei Wochen lang als Zwischenmittel eingenommen werden, wenn das vom Therapeuten empfohlene Konstitutionsmittel in seiner Wirkung nachgelassen hat.
Weitere bewährte Homöopathika: Spongia tosta D4, Fucus vesiculosus D4 (siehe *Seite 131*). Für beide Mittel gilt: täglich entweder drei Tropfen oder fünf Globuli morgens vor dem Frühstück, nicht länger als vier Wochen; ideal ist eine zweiwöchige initiale Anwendung, bis sich eine Besserung zeigt.
Empfohlenes Schüßler-Salz: Nr. 15 Kalium iodatum D6; dies ist eine Option bei Oberlidschwellungen, Berührungs- und Druckempfindlichkeit der Schilddrüse sowie einer eher depressiven Stimmungslage.
Einnahmeempfehlung: je eine Tablette morgens und abends im Mund zergehen lassen.

Tipp: Basen gegen Übersäuerung

Normalerweise herrscht in unserem Organismus ein ausgeglichenes Verhältnis zwischen Säureanteilen und Basenanteilen, das den pH-Wert im Blut zwischen 7,37 und 7,45 aufrechterhält. Chronische Entzündungsprozesse fördern eine Übersäuerung (Wert unter 7,37). Ob Sie davon betroffen sind, können Sie feststellen, indem Sie einige Tage lang täglich fünfmal Ihren Urin mithilfe eines Urin-Teststreifens überprüfen. Zeigt das Ergebnis eine Übersäuerung an, empfiehlt sich die Einnahme eines hoch dosierten basenbildenden Mineralstoffs (wie Natriumhydrogencarbonat in BicaNorm®). Wichtig ist, dass Sie einen großen zeitlichen Abstand zur Einnahme des L-Thyroxins (mindestens acht Stunden) halten.

Die Beschwerden wegessen

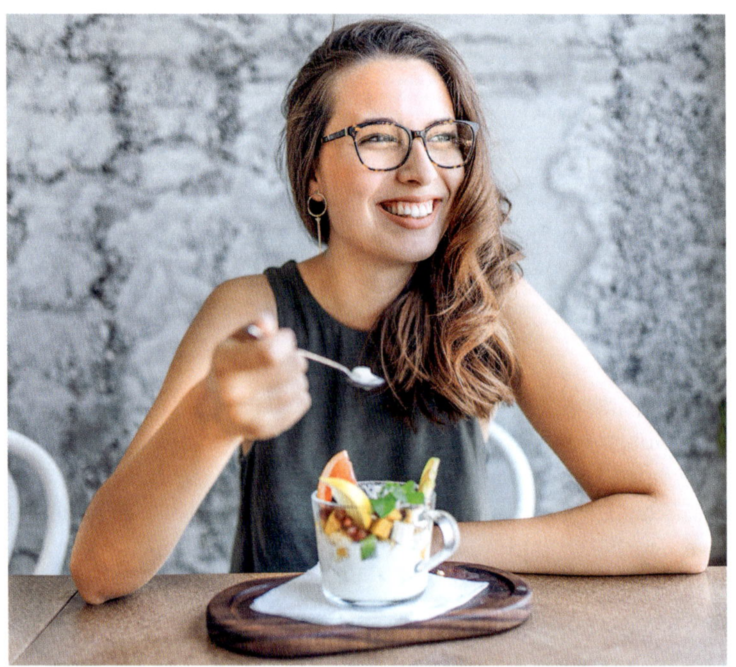

Konsequent auf ungünstige Nahrungsmittel zu verzichten und den Organismus gezielt mit den notwendigen Nährstoffen zu versorgen – das sind die beiden Grundprinzipien, auf denen die Ernährungsempfehlungen für Hashimoto-Patienten basieren.

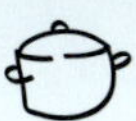

Das Ergebnis ist eine Ernährungstherapie, die relativ kohlenhydrat- und glutenarm ist, aber reich an essenziellen Omega-3-Fettsäuren sowie Eiweißen.

Nach derzeitigem Erkenntnisstand ist dies die bestmögliche Ernährung bei Hashimoto, da der Organismus durch eine Schwächung wichtiger Organe und durch ein permanent auf Angriff eingestelltes Immunsystem dringend darauf angewiesen ist, dass ihm Hilfe »von außen« zuteilwird. Und Sie helfen ihm, indem Sie ihm geben, was er benötigt, und ihn davor bewahren, was ihm schadet. Durch eine Änderung Ihrer Essgewohnheiten wird es Ihnen gelingen, schwelenden Entzündungsprozessen im Körper effektiv entgegenzuwirken und das Hormonsystem wieder in Balance zu bringen. Die positive Wirkung spüren Sie unmittelbar: Sie fühlen sich fitter und vitaler, Ihr Gewicht normalisiert sich, Verdauungsprobleme und andere Begleiterscheinungen wie Muskel- und Gelenkschmerzen bessern sich.

Im Folgenden haben wir für Sie die wichtigsten Ernährungsprinzipien zusammengestellt, mit deren Hilfe Sie Ihre Beschwerden buchstäblich »wegessen« können.

Die eine Diät gibt es nicht!

Um es jedoch gleich vorweg zu sagen: Die eine Hashimoto-Diät, die allen Betroffenen gleichermaßen hilft, gibt es bislang nicht. Umso wichtiger ist es, dass Sie unsere Tipps nicht als in Stein gemeißelte Vorgaben verstehen, was Sie unbedingt essen sollten beziehungsweise was Sie auf gar keinen Fall zu sich nehmen dürfen. Unser Ziel ist es vielmehr, Ihnen Anregungen zu geben, die Sie darin unterstützen, für sich selbst herauszufinden, welche Lebensmittel Ihnen guttun – und welche nicht.

Untersuchungen wie eine Blutanalyse, ein Urin- oder ein Stuhltest können wertvolle Hinweise zum Beispiel auf einen Mangel an Nährstoffen, eine Übersäuerung oder eine Fehlbesiedlung des Darms und damit auch auf die richtige Richtung Ihrer Ernährungsumstellung geben. Allerdings: Erst in der Praxis zeigt sich, ob Sie von der Veränderung Ihrer Essgewohnheiten auch tatsächlich profitieren. Haben Sie den Verdacht, dass der angestrebte Effekt ausbleibt? Dann halten Sie besser erst einmal mit Ihrem Therapeuten Rücksprache. Oder wägen Sie noch einmal genau das Pro und Kontra ab, bevor Sie sich weiter sklavisch an ein Ernährungskonzept halten, das möglicherweise für Sie nicht oder nur eingeschränkt passend ist. Oft sind die veränderten Essgewohnheiten gar nicht grundsätzlich verkehrt, sondern bedürfen lediglich kleinerer Korrekturen, sodass sie sich dann schließlich als Erfolg bringend erweisen. Ganz wichtig: Zeigt eine deutliche

Verbesserung Ihres körperlichen und geistigen Wohlgefühls an, dass Sie auf dem richtigen Weg sind, sollten Sie unbedingt weiter »am Ball bleiben«!

IM FOKUS: ANTIOXIDATIVE STOFFE

Generell gilt: Versorgen Sie Ihren Körper mit einer großen Menge an pflanzlichen (natürlichen) antioxidativen Substanzen. Hierzu zählen sowohl Vitamine (vor allem A, C und E), Mineralien, Spurenelemente und Aminosäuren als auch essenzielle Fettsäuren, allen voran Omega-3-Fettsäuren, sowie sekundäre Pflanzenstoffe. Denn, wie Sie bereits wissen (siehe *Seite 62*), lassen sich mithilfe von Antioxidanzien sehr effektiv bereits bestehende Entzündungsreaktionen unterbrechen.
Wann immer möglich, sollten Sie Antioxidanzien in Lebensmitteln den Vorzug gegenüber isolierten, synthetischen Antioxidanzien in Tablettenform geben – auf diese Weise brauchen Sie auch nicht zu befürchten, dass das Antioxidans prooxidative Eigenschaften annimmt (siehe *Seite 62*). In der Praxis bedeutet das:

- *Etwa 700 Gramm Obst und Gemüse pro Tag sollten die Basis Ihrer Ernährung bilden. Bei der Auswahl der Gemüsesorten müssen Hashimoto-Patienten allerdings genauer hinschauen. Denn einige, eigentlich entzündungshemmende Gemüsesorten, wie zum Beispiel Grünkohl, sind für sie nicht geeignet, weil sie Inhaltsstoffe enthalten, die die Jodaufnahme in die Schilddrüse hemmen (siehe* Seite 76*).*
- *Bei Obst bevorzugen Sie am besten Sorten mit wenig Fruchtzucker (Fruktose), zum Beispiel Grapefruit, Pfirsiche, Orangen, Aprikosen, Guave, Papaya, Acerola, alle Beerensorten, Limetten und Rhabarber.*
- *Gewürze sind nicht nur das unverzichtbare »i-Tüpfelchen« eines jeden Gerichts, sondern viele von ihnen wirken auch entzündungshemmend, beispielsweise Ingwer, Pfeffer, Kurkuma oder Koriander.*
- *Das richtige Öl ist eines der wichtigsten Säulen der antientzündlichen Ernährung. Lein- und Rapsöl enthalten besonders viel an entzündungshemmenden Omega-3-Fettsäuren. Dagegen sollten Sie Distel-, Soja- oder Sonnenblumenöl nur sparsam verwenden, weil sie reich an entzündungsfördernden Omega-6-Fettsäuren sind (siehe* Seite 74*).*
- *Ersetzen Sie mindestens zwei Fleischmahlzeiten pro Woche durch Fischgerichte. Damit entschärfen Sie Entzündungsprozesse in Ihrem Körper.*
- *Verzehren Sie tierische Lebensmittel mit Bedacht – vor allem dann, wenn sie viel Fett enthalten. Schweineschmalz, fettreiche Fleisch- und Wurstsorten, aber auch Butter, Sahne, fettreiche Milch und sogar Eigelb sind nämlich reich an Arachidonsäure, die ein Abbaupro-*

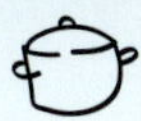

dukt der Omega-6-Fettsäure Linolsäure ist – und aus ihr baut sich unser Körper Eicosanoide, die entzündungsfördernd sind.

- *Ohne Eiweiß und seine Bausteine, die Aminosäuren, läuft im Körper nichts. Es gibt keine einzige Reaktion, nicht einen Auf- oder Umbau im Körper, woran die Aminosäuren nicht beteiligt sind. Einige von ihnen wirken positiv auf das Entzündungsgeschehen ein, etwa indem sie die Wirkung von Antioxidanzien unterstützen oder entzündungsfördernde Sauerstoffradikale entschärfen. Weil unser Körper acht der insgesamt 20 Aminosäuren nicht selbst herstellen kann, sollten Sie pro Tag 50 bis 55 Gramm Eiweiß essen. Wichtig ist, dass es das richtige Eiweiß in der richtigen Kombination ist. In diesem einen Punkt ist Fleisch der Pflanzenkost überlegen: Tierisches Eiweiß kann vom Körper nämlich etwas besser verwertet werden als pflanzliches Eiweiß (in Hülsenfrüchten oder Nüssen). Gleichwohl sollten Sie Ihren Bedarf vor allem mit pflanzlichem Eiweiß decken. Denn für Sie hat es oberste Priorität, dafür zu sorgen, dass Ihr Körper keine Gelegenheit bekommt, entzündungsfördernde Eicosanoide zu bilden.*
- *Selen wirkt entzündungshemmend und schützt die Zellen vor freien Radikalen. Deshalb sollten Sie gezielt selenreiche Nahrungsmittel essen: Lachs, Kabeljau, Paranüsse, Sonnenblumenkerne, Lammfleisch, Champignons, Vollkornreis.*

Tipp: Die Stimmung verbessern

Bei Stimmungsschwankungen leisten serotoninreiche Nahrungsmittel wie Bananen oder Nüsse wertvolle Dienste. Auch wenn einige Ernährungsmediziner für Hashimoto-Patienten Cashewnüsse auf ihre »No-go-Liste« gesetzt haben: Als »Stimmungsaufheller« sind sie dank ihres hohen Gehalts an der Aminosäure Tryptophan – einer Vorstufe von Serotonin – praktisch unschlagbar.

- *Probiotika, aber auch Präbiotika wie die löslichen Ballaststoffe Inulin oder Oligofruktose stärken die Darmflora. Leider ist das beste Probiotikum, das Sauerkraut, für Hashimoto-Patienten nicht geeignet (Weißkohl!). Jedoch spricht nichts gegen probiotische Joghurts: Ihre anregende Wirkung auf den Stoffwechsel der Darmflora ist wissenschaftlich belegt.*

ANTIENTZÜNDLICHE FETTSÄUREN …

Nicht allein die Menge, sondern auch die Qualität des Fetts ist für unsere Gesundheit entscheidend. Dabei hat sich gezeigt: Vor allem Omega-3-Fettsäuren (wie Alpha-Linolensäure, Eicosapentaensäure und Docosahexaensäure) bieten einen vielseitigen Gesundheitsschutz. So dienen sie unter anderem als Vorläufer von Botenstoffen, die im Körper für die Eindämmung von Entzündungen verantwortlich sind. Deshalb gelten die Omega-3-Fettsäuren als wichtige Schutzstoffe insbesondere für Herz, Kreislauf und Gefäße. Sie können der Entstehung einer Arteriosklerose – die auf schleichenden Entzündungsprozessen beruht – entgegenwirken, einen erhöhten Blutdruck und erhöhte Blutfettwerte verbessern. Aber auch bei Entzündungskrankheiten, bei denen Autoimmunmechanismen eine Rolle spielen, leistet die antientzündliche Wirkung der Omega-3-Fettsäuren wertvolle Dienste. Der beste Omega-3-Lieferant ist Fischöl, insbesondere das Fett von Kaltwasser-Seefischen wie Hering, Lachs, Makrele und Thunfisch. Hohe Gehalte finden sich zudem in gemahlenen Leinsamen und in Leinöl, in Walnüssen und Walnussöl, in Rapsöl, Nüssen, grünem Blattgemüse und in Chiasamen.

Tipp: Basensuppe zum Entsäuern

Die Basensuppe ist das A und O zum Entsäuern (siehe Tipp, *Seite 69*): Schälen Sie eine Möhre, eine rohe Kartoffel und ein Stück Selleriewurzel, und schneiden Sie alles in kleinere Stücke. Kochen Sie dann das Gemüse mit etwas Kräutersalz etwa 20 Minuten lang in 250 Milliliter Wasser, bis es weich ist. Anschließend pürieren Sie das Gemüse im Mixer oder mit einem Pürierstab. Geben Sie nun einen halben Teelöffel fein gehackte frische Kräuter (wie Petersilie, Majoran, Dill) und einen Esslöffel saure Sahne dazu. Bereiten Sie sich täglich eine neue Brühe zu, und führen Sie die Kur vier bis sechs Wochen lang durch. Kartoffeln und Gemüse sind übrigens generell gute Basenlieferanten!

… UND ENTZÜNDUNGSFÖRDERNDE FETTSÄUREN

Omega-3-Fettsäuren bilden gemeinsam mit den Omega-6-Fettsäuren die Gruppe der mehrfach ungesättigten Fettsäuren. Zu viel Omega-6-Fettsäuren können aber für Autoimmunkranke problematisch sein. Denn aus Omega-6-Fettsäuren entstehen Botenstoffe, die Entzündungen fördern. In Schach gehalten werden können die Omega-6-Fettsäuren jedoch durch ihre natürlichen Gegenspieler, die Omega-3-Fettsäuren. Deshalb empfiehlt die Deutsche Gesellschaft für Ernährung (DGE), Omega-6-Fettsäuren und Omega-3-Fettsäuren im Verhältnis von höchstens 5:1 aufzunehmen. Leider kommen Omega-6-Fettsäuren jedoch sehr viel häufiger in Nahrungsmitteln vor (etwa in Margarine, Sonnenblumen-, Distel-, Weizenkeimöl, rotem Fleisch, Milchprodukten, Eiern und vielen Fertiggerichten).

Höherer Bedarf bei Hashimoto

Menschen mit chronischen Entzündungskrankheiten wie Hashimoto haben einen

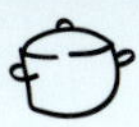

besonders hohen Bedarf an Omega-3-Fettsäuren. Mit der Ernährung allein ist das oft nicht zu schaffen. Deshalb kann die zusätzliche Einnahme von Omega-3-Fettsäuren in Kapselform sinnvoll sein. Empfehlenswerte Präparate sind EPA/DHA essentials/Omega-3-Fettsäuren 1000 mg (Pure Encapsulations®) aus Fischölkonzentrat (täglich zwei Kapseln jeweils zu einer Mahlzeit) oder EPA/DHA vegetarian (gleiche Firma), das rein pflanzliche Omega-3-Fettsäuren aus Mikroalgen enthält (täglich eine Kapsel zu einer Mahlzeit).

GLUTEN WEGLASSEN

Wurde bei Ihnen eine Glutenunverträglichkeit festgestellt, bedeutet das für Sie, sich künftig konsequent glutenfrei ernähren zu müssen. Aber auch viele Hashimoto-Patienten, bei denen weder eine Zöliakie noch eine Unverträglichkeit gegenüber Klebereiweiß nachgewiesen werden konnte, fühlen sich deutlich besser, wenn sie glutenhaltige Nahrungsmittel meiden. Deshalb lohnt sich ein Versuch, sich zumindest eine Zeit lang glutenfrei zu ernähren. Werden dadurch Darmprobleme gestoppt und bessern sich auch Ihre übrigen Beschwerden, sollten Sie die glutenfreie Ernährung mindestens so lange beibehalten, bis Ihr Darm wieder gesund ist. Gluten kommt in vielen Getreidesorten vor, insbesondere in Weizen, Roggen, Hafer, Gerste, Dinkel und Grünkern. Glutenfreie Alternativen sind Amarant, Buchweizen, Kichererbsen, Quinoa und Reis. Auch Hirse und Sojamehl enthalten kein Gluten, dennoch sollten Sie lieber darauf verzichten (siehe *Seite 70*).

DIE LOW-FODMAP-DIÄT

FODMAPs (siehe *Seite 41 f.*), die in vielen Nahrungsmitteln enthalten sind, dienen den Bakterien der Darmflora als Nahrung und sind nicht grundsätzlich schädlich. Einige Menschen reagieren jedoch mit Verdauungsstörungen auf sie. Deshalb wird nicht nur Patienten mit Reizdarm, sondern auch Leaky-Gut-Syndrom-Patienten immer öfter eine Low-FODMAP-Diät empfohlen. Diese Diät setzt sich aus zwei Phasen zusammen: Während der Restriktionsphase wird für sechs bis acht Wochen auf FODMAP-reiche Lebensmittel (und meist auch auf Gluten) verzichtet. Anschließend folgt die Phase der Reexposition, bei der nach und nach wieder FODMAP-reiche Lebensmittel in den Speiseplan aufgenommen werden. Es empfiehlt sich, eine Low-FODMAP-Diät mit therapeutischer Begleitung durchzuführen.

Tipp: Nicht für jeden geeignet

Für Menschen mit einer gesunden Darmflora ist die FODMAP-Diät nicht zu empfehlen!

DAS THEMA JOD – ZUM ZWEITEN

Zu viel Jod kann den Verlauf Ihrer Erkrankung ungünstig beeinflussen. Ein- bis zweimal wöchentlich ein Makrelen-, Hering- oder Seelachsgericht zu essen schadet jedoch nicht. Gleiches gilt für die Verwendung von jodiertem Speisesalz (siehe *Seite 26 f.*). Denn wie Sie inzwischen wissen: Ganz ohne Jod können weder Ihre Schilddrüse noch Ihr Immunsystem ihre vielfältigen Aufgaben erfüllen. Besonders reich an Jod ist Seefisch: 100 Gramm Seelachs oder 110 Gramm Scholle liefern bereits den Tagesbedarf eines Erwachsenen von 200 Mikrogramm Jod. Aber auch Milch, Milchprodukte und Eier sind gute Jodlieferanten. Wenn Sie immer wieder kleine Portionen davon verzehren und zudem auf eine ausreichende Selenzufuhr achten, brauchen Sie auch diese Lebensmittel nicht rigoros von Ihrem Speiseplan zu verbannen.

NO-GOS: GOITROGENE

Wirklich ungünstig für Hashimoto-Patienten sind die goitrogenen Lebensmittel, auch als »kropffördernde Substanzen« bezeichnet. Der Grund: Goitrogene rufen eine Vergrößerung der Schilddrüse hervor. Sie werden im Körper zu sogenannten Thiocyanaten umgebaut, und diese behindern die Jodaufnahme in die Schilddrüse. Dadurch wird der Einbau von Jod in L-Tyrosin und damit die Produktion von Schilddrüsenhormonen blockiert. Vor allem die in vielen Kohlarten enthaltenen Senfölglykoside gelten als problematisch, etwa in Blumenkohl, Weißkohl, Chinakohl, Grünkohl oder Wirsing, aber auch in Brunnen- und Kapuzinerkresse, Steckrüben und Senf. Weil sie viele cyanogene Glykoside enthalten, ist auch von Hirse und Bittermandeln abzuraten. Ungünstig scheinen zudem Pinienkerne, Sojaprodukte, Mais, Zwiebeln, Knoblauch und andere Lauchgemüse zu sein. Ob ein völliger Verzicht auf diese Lebensmittel notwendig ist, wird kontrovers diskutiert. Kritiker sagen, dass schon eine sehr große (kaum erreichbare) Menge verzehrt werden müsse, um Hashimoto-Patienten gefährlich zu werden. Deshalb: Üben Sie keinen Verzicht, wenn Sie Zwiebeln und Co. gut vertragen!

UND DIE KOHLENHYDRATE?

Durch eine kohlenhdyratbewusste Ernährungsweise profitieren Sie gleich doppelt: Sie essen gegen die Entzündungsprozesse in Ihrem Körper an, und Sie sorgen dafür, dass Ihr Blutzuckerspiegel konstant bleibt. Empfohlen wird eine Ernährung nach dem glykämischen Index (GI) oder – noch besser – nach der glykämischen Last (GL). Danach geben Sie naturbelassenen (langkettigen), ballaststoffreichen Kohlenhydraten den Vorzug. Sie

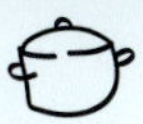

essen vor allem Vollkornprodukte, Hülsenfrüchte, zuckerarmes Obst und viel frisches Gemüse. (Leaky-Gut-Syndrom-Patienten sollten mit Vollkornprodukten allerdings vorsichtig sein!) Tabu sind industriell verarbeitete Kohlenhydrate, sprich Haushaltszucker, Weißmehl, weißer Reis, weiterverarbeitete Kartoffeln (etwa Pommes, Chips, Kartoffelpüree). Aber auch Cornflakes und Bier (enthält Malzzucker!) sollten auf ein Minimum beschränkt bleiben. Sie enthalten überwiegend einfache (kurzkettige) Kohlenhydrate und sorgen daher für einen schnellen und hohen Anstieg des Blutzuckerspiegels. Neben Vollkornprodukten verlangsamen auch eiweißreiche Lebensmittel den Blutzuckeranstieg.

Tipp: Der Zwiebel-Trick

Hashimoto-Patienten wird empfohlen, Speise- und Frühlingszwiebeln, Schalotten, Knoblauch und Schnittlauch von ihrem Speiseplan zu streichen. Wenn Sie dennoch auf den Geschmack dieser würzigen Lauchgemüse nicht verzichten möchten, wenden Sie folgenden Trick an: Braten Sie zunächst Zwiebeln und Knoblauch in etwas Öl an, und nehmen Sie sie, bevor Sie weitere Zutaten zufügen, aus dem Öl wieder heraus. Auf diese Weise nimmt das Öl den Geschmack an, ohne dass Sie Zwiebeln oder Knoblauch direkt verzehren. Natürlich können Sie auch die im Handel erhältlichen Öle verwenden, die mit Zwiebel- oder Knoblauchgeschmack angereichert sind.

Glykämische Last

Kohlenhydratreiche Lebensmittel wurden lange nach ihrem glykämischen Index beurteilt: Dafür wird auf einer Skala von 1 bis 100 der Einfluss eines Lebensmittels auf den Blutzuckerspiegel gemessen und damit auch, wie schnell und wie viel Insulin die Bauchspeicheldrüse nach dem Verzehr ausschüttet. Je schneller und/oder höher der Blutzuckeranstieg, desto höher der glykämische Index. Es hat sich allerdings gezeigt, dass der glykämische Index den eigentlichen Wert der Nahrung oft verzerrt darstellt, weil er die tatsächliche Kohlenhydratmenge nur ungenügend berücksichtigt. Deshalb wurde er zur glykämischen Last weiterentwickelt. Die glykämische Last berücksichtigt nicht nur, wie viel Einfluss ein Lebensmittel auf den Blutzuckerspiegel hat, sondern auch, wie viele Kohlenhydrate es enthält (hierfür wird die Menge an Kohlenhydraten mit dem glykämischen Wert eines Lebensmittels multipliziert und dann durch 100 geteilt). Das neue Konzept hat zu drastischen Änderungen in den Tabellenwerken zum glykämischen Index geführt.

Glutenfreie Rezepte

Es gibt eine Reihe von glutenfreien Lebensmitteln, die eine genussvolle Alternative zu Weizen-, Dinkel-, Hafer-, Gerste- oder Roggenprodukten sind. Unsere kleine Auswahl an glutenfreien Rezepten zeigt: Köstliche Gerichte sind auch ohne das Klebereiweiß möglich.

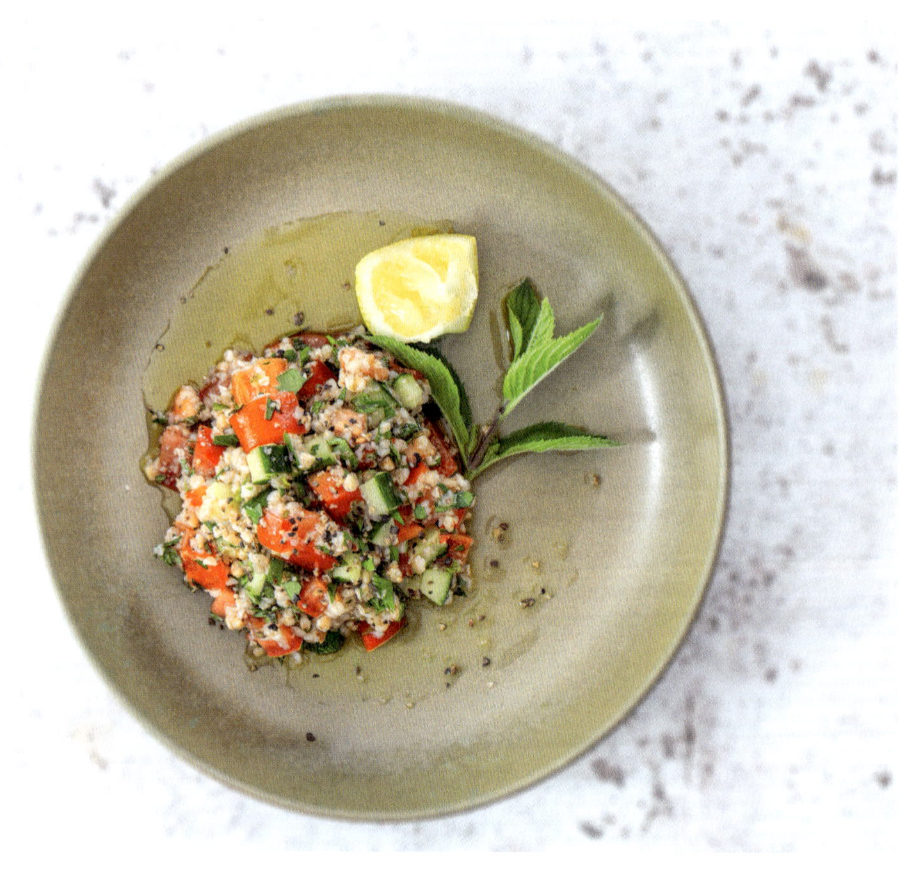

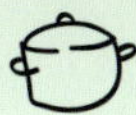

TABOULEH-SALAT

Auch wenn es der Name nicht vermuten lässt: Buchweizen ist kein Getreide und damit eine ideale glutenfreie Alternative. Sein herber nussiger Geschmack passt perfekt zu diesem Salat.

Für 4 Portionen

25 Min. Zubereitung

Pro Portion ca. 366 kcal, 10 g E, 15 g F, 49 g KH

---

600 ml Gemüsebrühe
250 g Buchweizenschrot
1 Bund Minze
1 Bund glatte Petersilie
3 mittelgroße Tomaten
½ Salatgurke
1 rote Paprika
6 EL Zitronensaft
6 EL Olivenöl
Meersalz
gemahlener Pfeffer

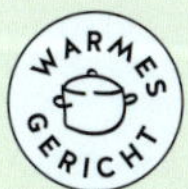

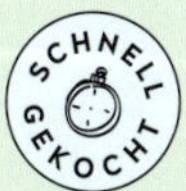

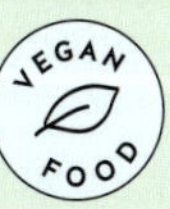

1. Die Gemüsebrühe aufkochen, den Buchweizenschrot einrühren, Hitze etwas reduzieren und 5 Minuten lang köcheln lassen. Vom Herd nehmen und abgedeckt 15 Minuten ausquellen lassen. Währenddessen nicht rühren!

2. Minze, Petersilie, Tomaten, Gurke und Paprika waschen. Minze und Petersilie trocknen und fein hacken.

3. Zitronensaft, Olivenöl sowie Minze und Petersilie in einer großen Schüssel verrühren. Nach der 15-minütigen Quellzeit den Buchweizenschrot in die Soße geben.

4. Tomaten und Gurke würfeln. Von der Paprika das Kerngehäuse entfernen und ebenfalls klein würfeln. Alles zusammen unter die Buchweizenschrotsoße rühren.

5. Mit Salz und Pfeffer abschmecken.

QUINOA-RISOTTO

Quinoa hat einen hohen Gehalt an wichtigen Nährstoffen wie Eisen, Folsäure oder Magnesium. Gönnen Sie sich pure Gaumenfreude mit der cremigsten Verlockung eines Quinoa-Risottos.

Für 4 Portionen
25 Min. Zubereitung
Pro Portion ca. 482 kcal, 22 g E, 21 g F, 43 g KH

---

250 g Quinoa bunt
4 Tomaten
250 g Spinat (frisch oder tiefgefrorener Blattspinat)
2 EL Olivenöl
200 ml trockener Weißwein
600 ml heiße Gemüsebrühe (glutenfrei)
50 g Parmesan
100 g geriebener Gouda oder Greyerzer
Meersalz
Pfeffer
Kräuter, etwa Oregano, Thymian, Basilikum, Rosmarin

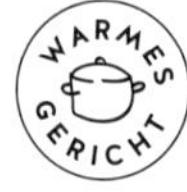

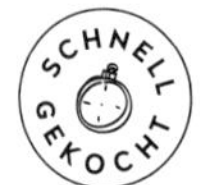

1. Quinoa in einem Sieb kalt waschen und abtropfen lassen. Die Tomaten mit heißem Wasser übergießen, häuten und in Würfel schneiden. Den Spinat putzen, waschen und große Blätter etwas zerkleinern (Tiefkühlspinat auftauen).
2. Olivenöl mit 2 EL Wasser erhitzen. Quinoa dazugeben und kurz dünsten.
3. Den Weißwein angießen und bei kleiner Hitze köcheln, bis die Flüssigkeit aufgesogen ist.
4. Die heiße Brühe nach und nach zugeben und im offenen Topf circa 15 Minuten garen.
5. Spinat und Tomatenwürfel unter die Quinoa rühren, 5–10 Minuten bei geringer Hitze garen.
6. Den Topf vom Herd nehmen, 5 Minuten ziehen lassen. Den Käse unterheben und mit Salz, Pfeffer und Kräutern abschmecken.

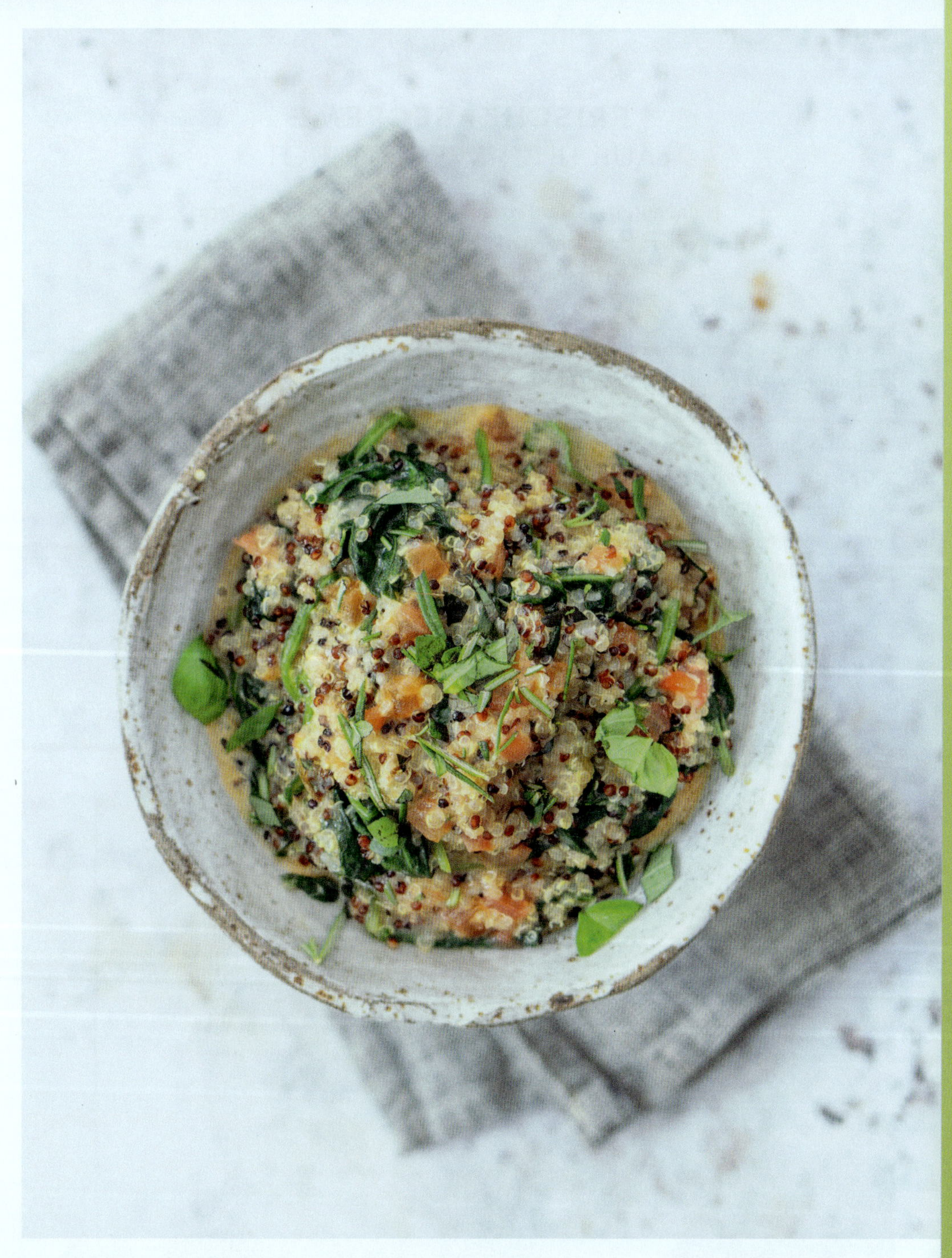

FRISCHKÄSECREME
AUF BUCHWEIZENBROT

Nicht nur, dass der Frischkäse perfekt mit den Kräutern harmoniert, das Ganze ist dank des hohen Vitamin-C-Gehalts in der Petersilie auch eine wahre Vitaminbombe.

Für 4 Portionen • 5 Min. Zubereitung
Pro Portion ca. 177 kcal, 14 g E, 5 g F, 12 g KH

½ Bund Koriander• ½ Bund glatte Petersilie • 300 g fettarmer Frischkäse • ¼ TL Meersalz • ¼ TL frisch gemahlener Pfeffer • 4 Scheiben Buchweizenbrot (zum Beispiel Alnavit Bio Buchweizenbrot mit Sesam 250 g)

1. Koriander und Petersilie abbrausen, trocken schütteln, die Blättchen abzupfen und fein hacken. Einige Blätter als Garnitur zurückbehalten.
2. Frischkäse mit Koriander und Petersilie mischen, mit Salz und Pfeffer würzen.
3. Die Masse auf 4 Scheiben Buchenweizenbrot verteilen.

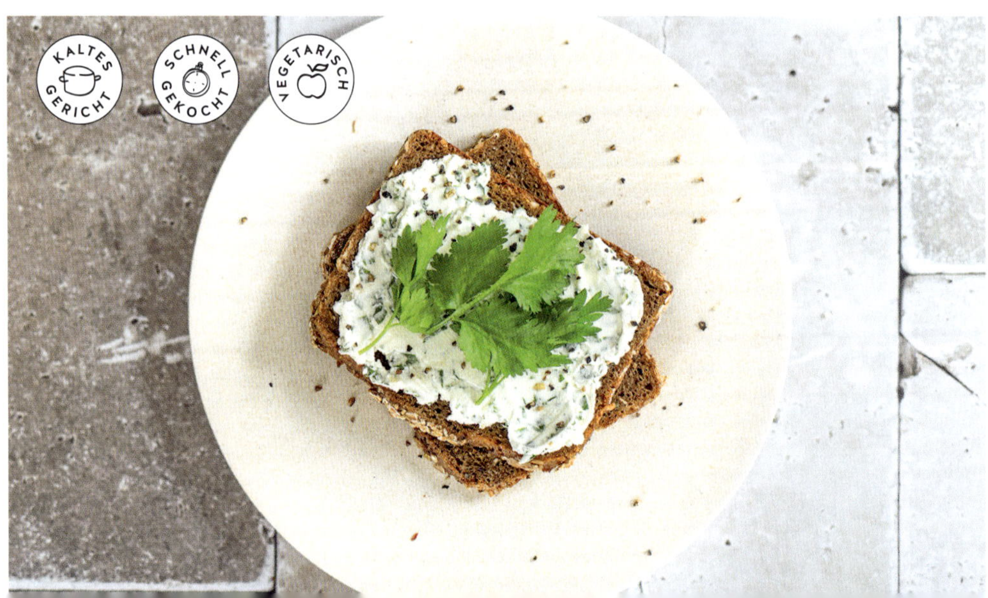

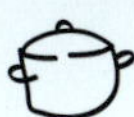

POLENTABACKLINGE

Außen knusprig, innen zart: Diese Polentabacklinge sind nicht nur ein Genuss, sondern auch reich an Ballaststoffen für eine ausgewogene Ernährung!

Für ca. 26 Stück • 35 Min. Zubereitung • 30 Min. Backen
Pro Portion ca. 69 kcal, 3 g E, 1,7 g F, 0,8 g KH

100 g rote Paprika • 250 ml Gemüsebrühe • 250 g Polenta • 2 EL Magerquark • 150 g geriebener Emmentaler • Meersalz • frisch gemahlener Pfeffer • 2 Eier • Olivenöl zum Bestreichen

1. Paprika entkernen und in kleine Würfel schneiden. Backofen auf 180 ° vorheizen.

2. Die Gemüsebrühe aufkochen und die Polenta mit einem Schneebesen einrühren. Unter gelegentlichem Rühren 10 Minuten köcheln lassen, die Paprikawürfel dazugeben, vom Herd nehmen und 10 Minuten nachquellen lassen.

3. Quark und Käse unter die Polenta rühren und mit Salz und Pfeffer abschmecken.

4. Die Eier dazugeben. (Masse sollte vor der Zugabe der Eier etwas abgekühlt sein.)

5. Mit einem Eisportionierer kleine Kugeln auf ein mit Backpapier ausgelegtes Blech setzen und diese mit einem feuchten Esslöffel etwas glatt drücken.

6. 25 Minuten backen. Mit Olivenöl bestreichen und circa 5 Minuten weiterbacken.

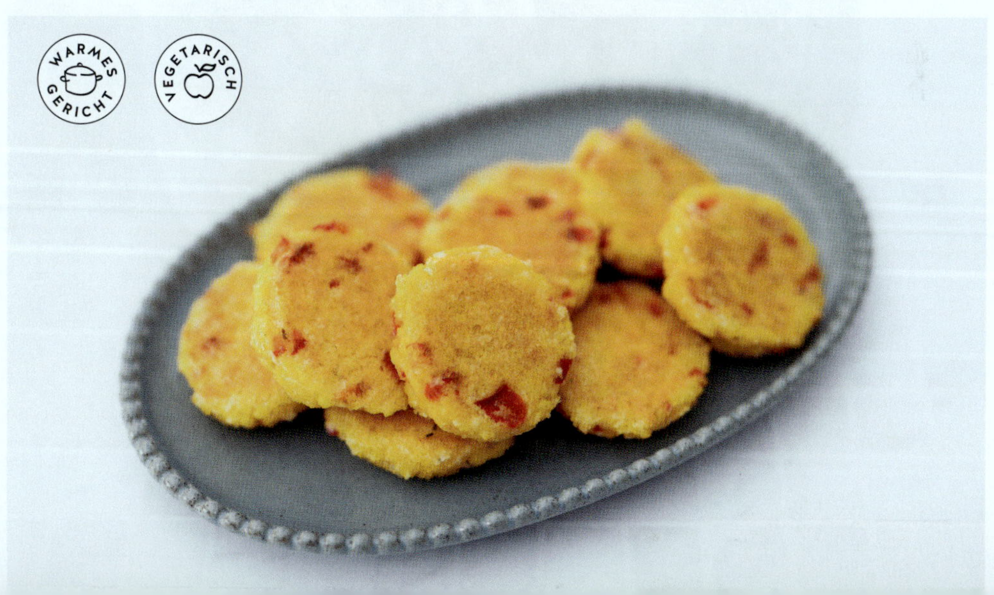

Schlankmacher-Rezepte

Sich kalorienbewusst zu ernähren und trotzdem Spaß am Essen zu haben ist kein Widerspruch. Die moderne Küche kennt eine Reihe von Schlankmacher-Rezepten, die zwar energiereduziert sind, jedoch genau die Nährstoffmenge enthalten, die unser Körper benötigt – und prima schmecken.

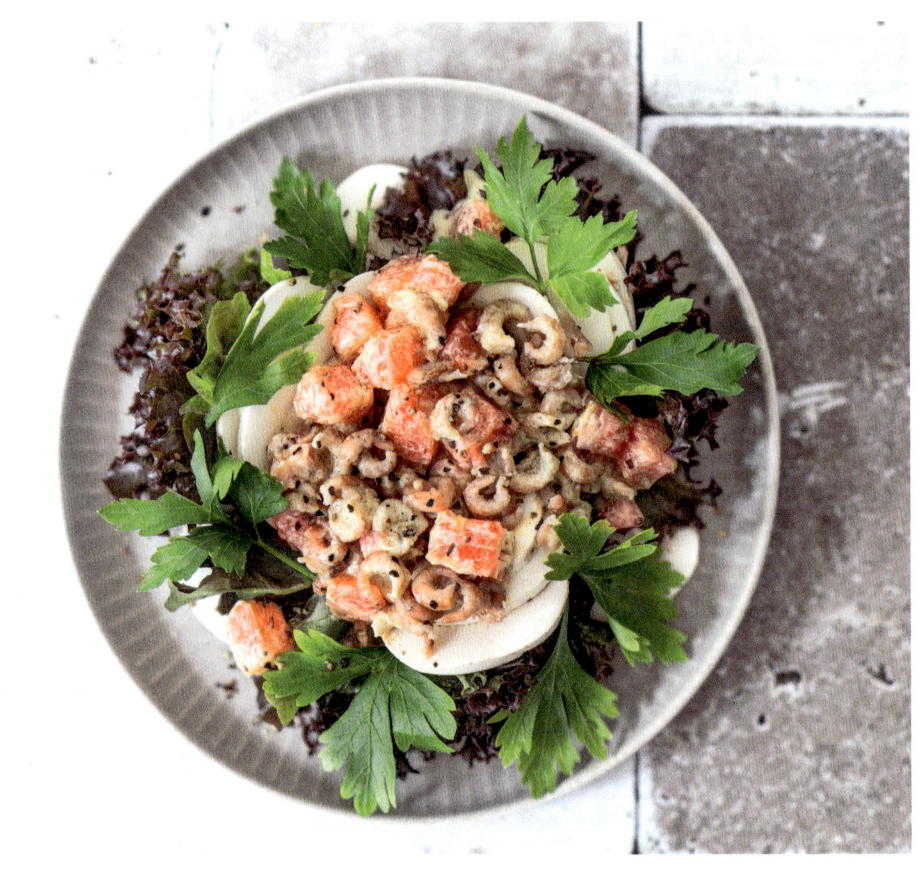

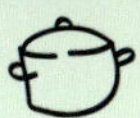

KRABBEN-GRAPEFRUIT-SALAT

Dieser exotische Salat vereint saftige Meeresfrüchte mit der Frische von Grapefruit. Er ist reich an Vitamin C und Protein für eine gesunde Mahlzeit voller Geschmack!

Für 4 Portionen
20 Min. Zubereitung • 10 Min. Ziehen
Pro Portion ca. 127 kcal, 14 g E, 3,4 g F, 9 g KH

---

4 rosa Grapefruits
1 Kopf Frisée-Salat oder Lollo rosso
400 g Champignons
400 g Krabben
5 EL Sauerrahm
300 g Joghurt, 1,5 % Fett
4 EL frisch gepresster Zitronensaft
4 EL Weißweinessig
½ TL Curry
Meersalz
frisch gemahlener weißer Pfeffer
½ Bund frische Petersilie

---

1. Die Grapefruits heiß abwaschen, halbieren, das Fruchtfleisch vorsichtig herauslösen und würfeln. Den Salat waschen und zerkleinern, auf vier Tellern auslegen. Die Champignons putzen und in Scheiben schneiden.
2. Grapefruitfleisch, Champignons und Krabben auf den Salattellern anrichten.
3. Aus Sauerrahm, Joghurt, Zitronensaft, Essig, Curry, Salz und weißem Pfeffer eine Marinade herstellen und gut abschmecken.
4. Die Marinade über den Salat gießen und 10 Minuten durchziehen lassen.
5. Vor dem Servieren die Salatteller mit frischer Petersilie garnieren.

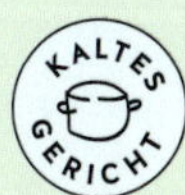

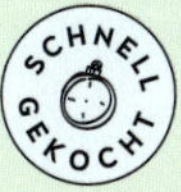

LINSENSALAT

Apfeldicksaft ist im Vergleich zu herkömmlichem Apfelsaft stark konzentriert und wurde zu einer zähflüssigen Masse eingekocht. Das macht ihn bekömmlich.

Für 4 Portionen
25 Min. Zubereitung •
20 Min. Quellen
Pro Portion ca. 264 kcal, 20 g E, 28 g F, 34 g KH

---

200 g Belugalinsen
1 Lorbeerblatt
3 EL Olivenöl
3 EL heller Balsamico-Essig
2 TL Apfeldicksaft
etwas Meersalz
frisch gemahlener Pfeffer
16 Cocktailtomaten
200 g Hüttenkäse
1 Kästchen Kresse

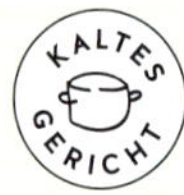

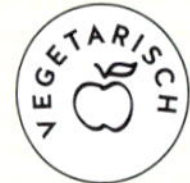

1. Die Linsen mit dem Lorbeerblatt in 500 ml Wasser 20 Minuten kochen und anschließend circa 20 Minuten ausquellen lassen.
2. Das überschüssige Wasser abgießen. Die Linsen auskühlen lassen.
3. Für das Dressing Olivenöl, Balsamico-Essig und Apfeldicksaft mischen und mit Salz und Pfeffer würzen.
4. Die Cocktailtomaten waschen, vierteln und mit Hüttenkäse und Kresse unter die Linsen heben. Das Dressing dazugeben und vorsichtig mischen. Mit Salz und Pfeffer abschmecken.

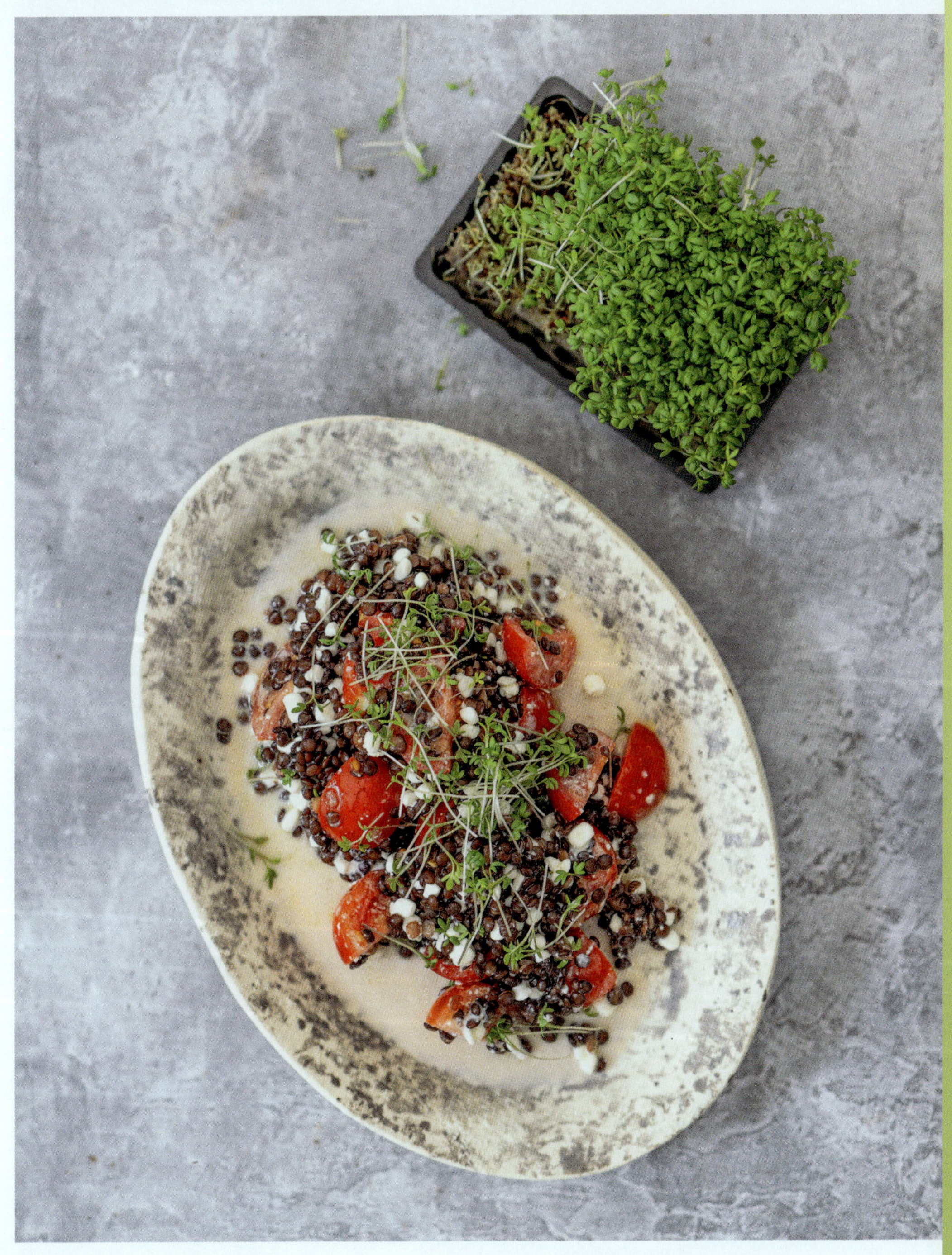

ZITRONENRISOTTO

Zucchini sind wahre Alleskönner. Geschmacklich nahezu neutral, passen sie sich perfekt den Zitronenaromen dieses Risottos an. Zudem enthalten sie wichtige Nährstoffe wie Kalzium und Eisen.

Für 4–6 Portionen
35 Min. Zubereitung
Pro Portion ca. 416 kcal, 15 g E, 11 g F, 67 g KH

---

700 g Zucchini (möglichst klein)
1 unbehandelte Zitrone
2 EL Rapsöl
300 g Risottoreis (zum Beispiel Arborio)
1 l Gemüsebrühe
200 g Erbsen (tiefgefroren)
1 EL Butter

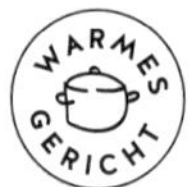

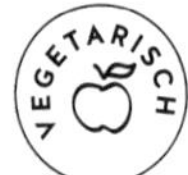

1. Zucchini waschen, putzen und in etwa 3 mm dicke Scheiben schneiden. Zitrone heiß waschen, Schale abreiben, den Saft auspressen.
2. 1 EL Öl in der Pfanne erhitzen, die Zucchini dazugeben und wenden, bis sie hellgelb sind.
3. Den Reis mit 1 EL Öl in einem Topf unter Rühren 2–3 Minuten leicht glasig dünsten.
4. 250 ml heiße Gemüsebrühe, geschmorte Zucchinischeiben, Zitronenschale und Zitronensaft dazugeben (etwas von dem Saft übrig lassen), kurz umrühren, köcheln lassen.
5. Warten, bis der Reis die Flüssigkeit fast aufgesogen hat, dann wieder etwas heiße Brühe angießen. Drei- bis viermal wiederholen. Dabei jeweils kurz rühren, köcheln lassen und warten, bis die Flüssigkeit fast aufgesaugt und verdampft ist. Das dauert etwa 20–25 Minuten.
6. In den letzten 5 Minuten die noch gefrorenen Erbsen dazugeben.
7. Zum Schluss die Butter unterrühren und mit dem restlichen Zitronensaft nachwürzen.

Übrigens

Statt Risottoreis können Sie auch Milchreis verwenden. Allerdings wird das Gericht dann breiiger, da die Milchreiskörner stärker aufquellen.

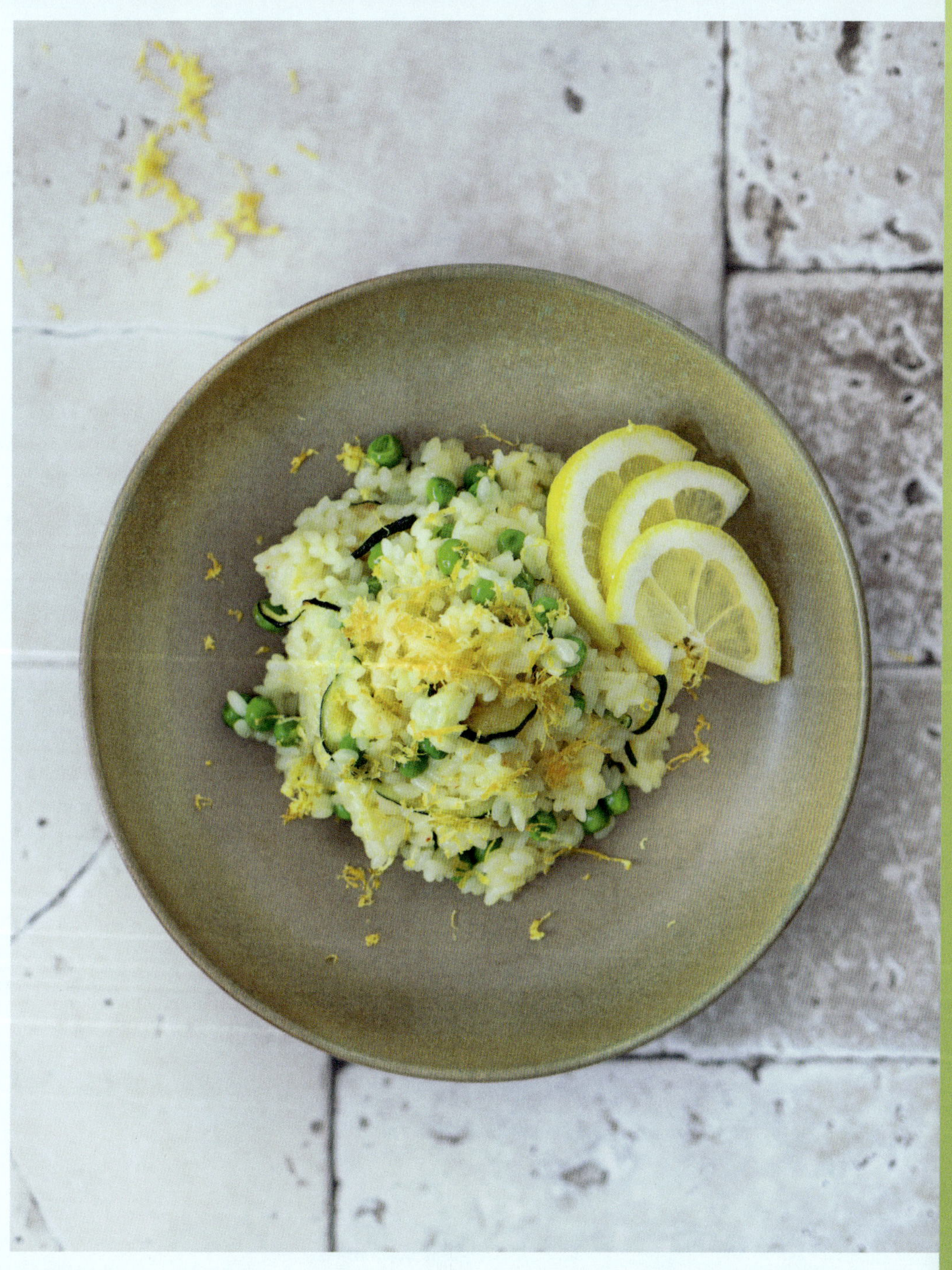

GEFÜLLTE HÄHNCHENBRUST

Eine proteinreiche Köstlichkeit sind diese Hähnchenfilets: Gefüllt mit sonnengetrockneten Tomaten holen Sie sich so exotischen Geschmack auf den heimischen Teller.

Für 6 Portionen
15 Min. Zubereitung •
20 Minuten Garen
Pro Portion ca. 202 kcal, 27 g E, 6 g F, 9 g KH

---

6 kleine Hähnchenfilets
1 gelbe Paprika
4 getrocknete Tomaten, ohne Öl
300 g fettreduzierter Frischkäse
Meersalz
frisch gemahlener Pfeffer
Zahnstocher
2 EL Olivenöl
1/8 l Gemüsebrühe

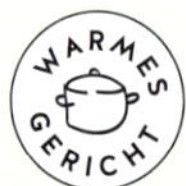

1. Die Hähnchenfilets waschen und trocken tupfen, längs Taschen einschneiden.

2. Die Paprika waschen, entkernen und in kleine Würfel schneiden, die getrockneten Tomaten ebenfalls in Würfel schneiden.

3. Frischkäse, Paprika und Tomaten vermengen und mit Salz und Pfeffer würzen. Die fertige Masse in die Filets füllen und die Taschen jeweils mit einem Zahnstocher verschließen.

4. Die Hähnchenfilets in einer Pfanne mit wenig Öl von jeder Seite kurz anbraten.

5. Ein wenig Wasser zu den Hähnchenfilets in die Pfanne geben, etwas Gemüsebrühe daruntermischen. Bei mittlerer Hitze mit geschlossenem Deckel in circa 20 Minuten fertig garen.

Übrigens

Sie können für die Füllung auch Zucchini, Oliven und Blauschimmelkäse verwenden.

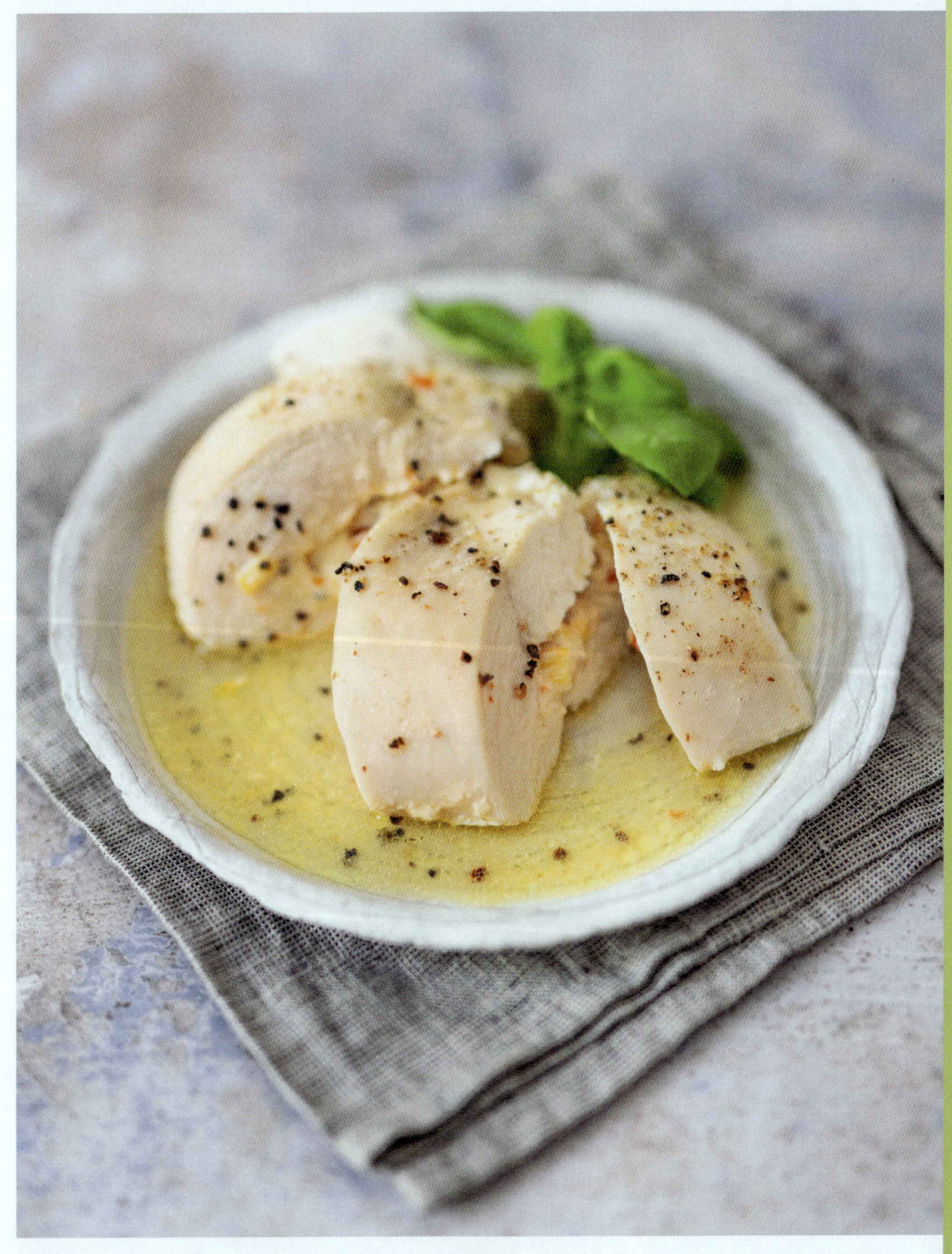

BLITZ-
BRÖTCHEN

Die Mischung aus Essig und Honig macht diese Brötchen schön knusprig. Leinsamen, Haferflocken, Sesam, Mohn oder Sonnenblumenkerne können Sie natürlich auch direkt unter den Teig kneten oder nach Belieben mischen.

Für ca. 25 Stück • 10 Min. Zubereitung • 25 Min. Backen
Pro Portion ca. 94 kcal, 6 g E, 2 g F, 13 g KH

Für den Teig: 30 g Butter • 2 Eier • 2 gestrichene TL Meersalz • 500 g Magerquark • 500 g Weizenvollkornmehl • 2 Päckchen Backpulver
Für die Dekoration: 2 EL Essig • 1 TL Honig • nach Belieben Leinsamen, Haferflocken, Sesam, Mohn oder Sonnenblumenkerne

---

1. Essig und Honig zu einer homogenen Masse verrühren.
2. Alle Teigzutaten miteinander verkneten. Aus der Teigmasse etwa 25 kleine Kugeln formen, etwas flach drücken und auf ein mit Backpapier ausgelegtes Blech legen.
3. Die Brötchen mit der Mischung aus Essig und Honig bestreichen und nach Belieben mit Leinsamen, Haferflocken, Sesam, Mohn oder Sonnenblumenkernen bestreuen.
4. Bei 225 ° 20–25 Minuten backen.

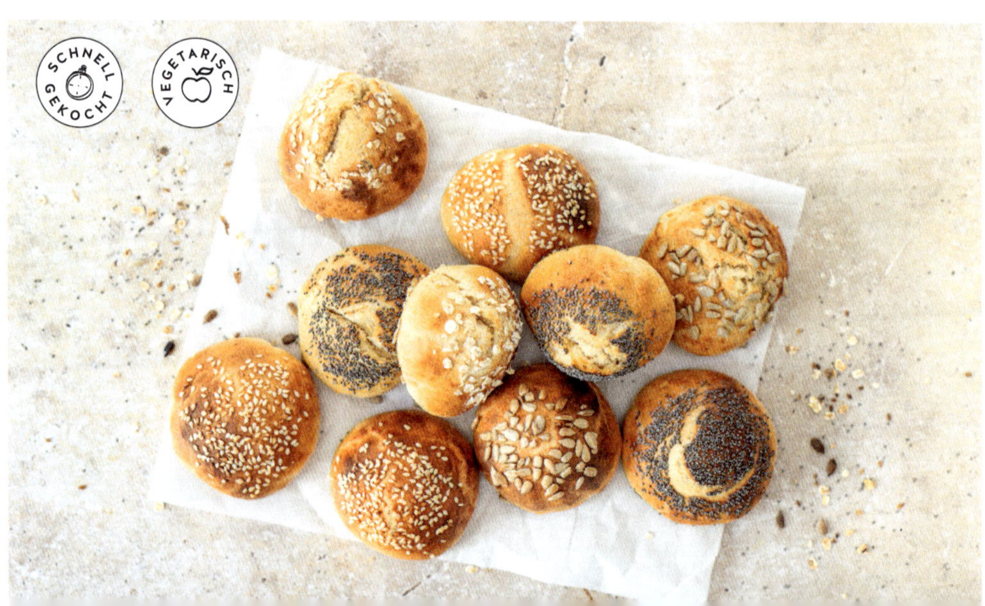

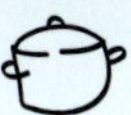

GELBER FRUCHTZWERG

Erfrischend, fruchtig und cremig: Dieser Smoothie mit Joghurt ist nicht nur ein Geschmacksfeuerwerk, sondern steckt auch voller Vitamin C, Kalzium und probiotischen Bakterien.

Für 4 Portionen (1000 ml) • 10 Min. Zubereitung
Pro Portion ca. 234 kcal, 7 g E, 2 g F, 43 g KH

4 Pfirsiche • 600 g Honigmelone (Fruchtfleisch) • Saft von 2 Limetten • 2 Zweige Minze • 300 ml Apfelsaft • 250 g Joghurt, 1,5 % Fett • 2 EL Wasser • Eiswürfel

1. Pfirsiche waschen und entkernen. Das Fruchtfleisch der Honigmelone aus der Schale nehmen und alles in größere Stücke schneiden.

2. Den Saft aus den Limetten pressen, die Minze waschen. Einen Zweig Minze beiseitelegen.

3. Alle Zutaten – bis auf die Eiswürfel und den Minzezweig – in einen Mixer geben und sämig mixen.

4. Die Masse in vier Gläser füllen. Zum Schluss die Eiswürfel dazugeben und die Fruchtzwerge mit den Minzezweigen dekorieren.

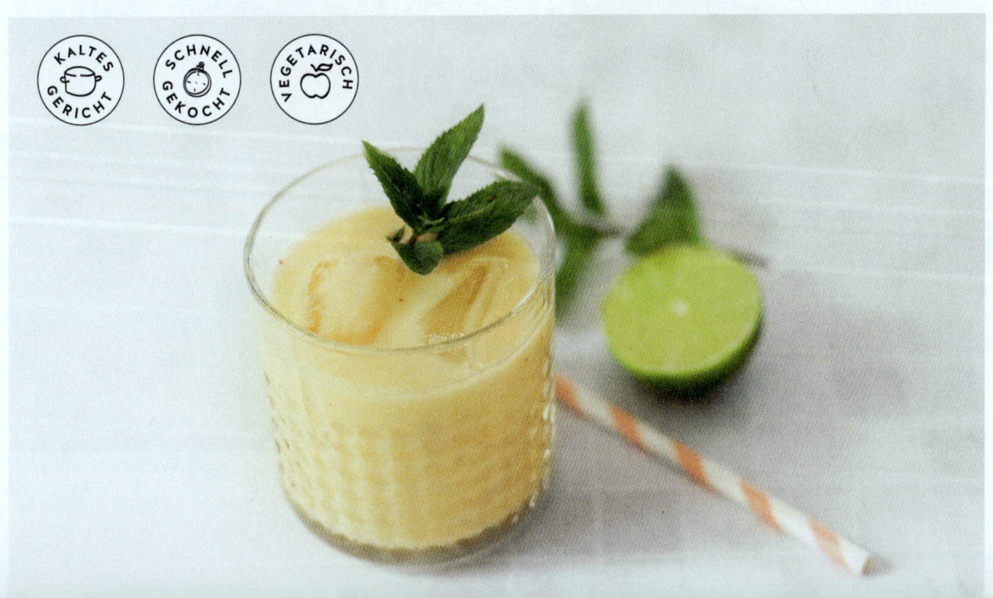

Low-Carb-Rezepte

Low Carb bedeutet übersetzt »wenig Kohlenhydrate«. Mit Low Carb können Sie abnehmen, ohne dass Sie Kalorien zählen müssen. Die gesündeste Art, sich nach dem Low-Carb-Prinzip zu ernähren, ist, wenn Sie pflanzlicher Kost den Vorzug geben: Sie liefert viele wertvolle Nähr- und Ballaststoffe.

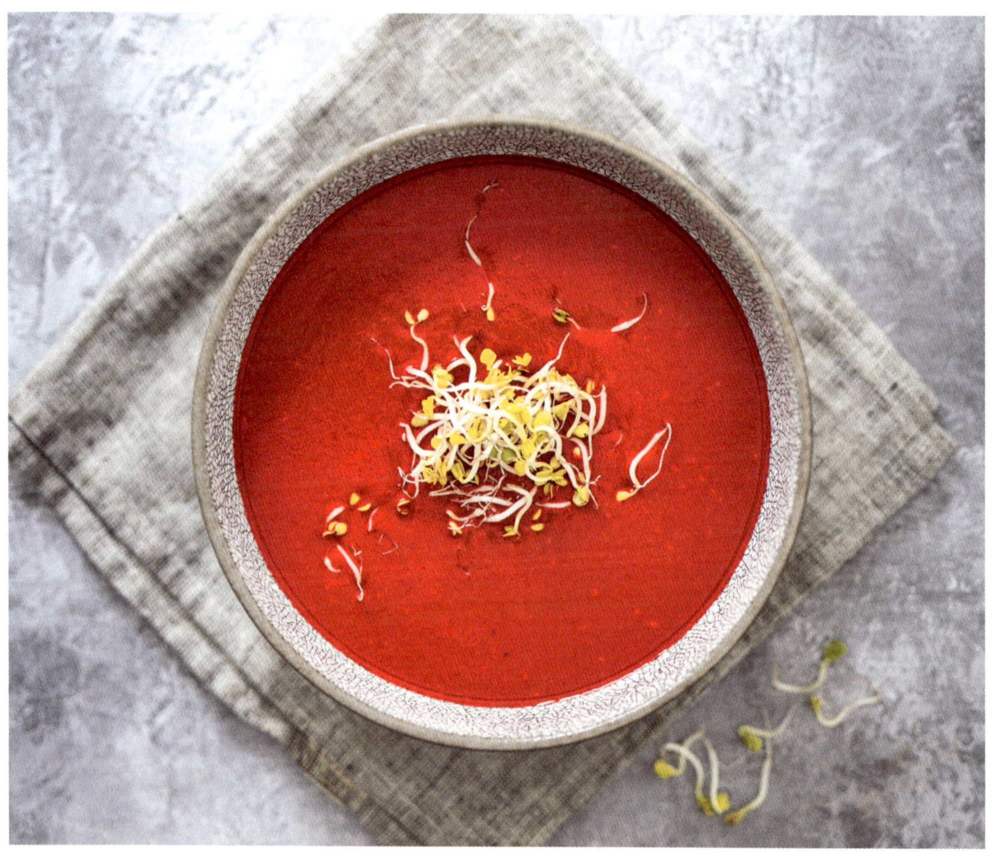

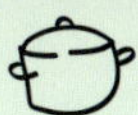

ROTE-BETE-KOKOS-SUPPE MIT SPROSSEN

Sprossen sind extrem reich an Nährstoffen und Vitaminen. Ihre leicht scharfe Frische verbindet sich in dieser Suppe hervorragend mit dem erdig-süßen Geschmack der Roten Bete.

Für 4 Portionen

35 Min. Zubereitung

Pro Portion ca. 323 kcal, 8 g E, 13 g F, 27 g KH

---

800 g Rote Beten
2 Zwiebeln
1 daumengroßes Stück frischer Ingwer
3 EL Sonnenblumenöl zum Andünsten
750 ml Gemüsebrühe
750 ml Kokosmilch
1 EL Zitronensaft
Meerrettich, frisch gerieben oder aus dem Glas, zum Verfeinern
Meersalz
frisch gemahlener Pfeffer
frische Sprossen, zum Beispiel Radieschen, Rettich oder Alfalfa

---

1. Die Roten Beten schälen (dabei Handschuhe anziehen) und in grobe Würfel schneiden. Die Zwiebeln und den Ingwer ebenfalls schälen und klein würfeln.

2. Das Öl mit 2 EL Wasser in einem Topf erhitzen und die Zwiebelwürfel mit dem Ingwer darin andünsten. Rote Beten dazugeben und mit der Gemüsebrühe sowie der Kokosmilch aufgießen. Alles aufkochen lassen und so lange auf kleiner Hitze kochen, bis die Roten Beten weich sind. (Das dauert etwa 20 Minuten.)

3. Die Suppe in einem Mixer fein pürieren und mit Zitrone, Meerrettich, Salz und Pfeffer abschmecken.

4. Die Sprossen unter fließendem Wasser gründlich abspülen.

5. Die Suppe auf Teller verteilen und mit den frischen Sprossen garnieren.

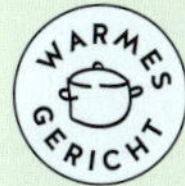

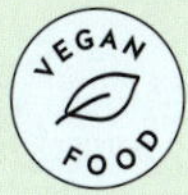

FETA-TOMATEN-SALAT

Reisen Sie gedanklich ans Mittelmeer, während Sie diesen leichten köstlichen Salat genießen.

Für 4 Portionen • 10 Min. Zubereitung
Pro Portion ca. 298 kcal, 19 g E, 23 g F, 6 g KH

400 g Feta • 26 Cocktailtomaten • Oregano • Meersalz • frisch gemahlener Pfeffer • 1 EL Olivenöl

1. Den Feta in kleine Würfel schneiden, die Cocktailtomaten halbieren.
2. Das Ganze in eine kleine Schüssel geben und mit Oregano bestreuen. Mit Salz und Pfeffer abschmecken.
3. Zum Schluss das Olivenöl darübergeben.

Übrigens

Wenn Ihnen der Feta-Geschmack zu streng ist, können Sie statt Feta auch Mozzarellawürfel verwenden. Idealerweise verwenden Sie ein hochwertiges Olivenöl, das auf dem Etikett die Bezeichnung »natives Olivenöl extra«, »Olivenöl nativ extra« oder »extra vergine« trägt.

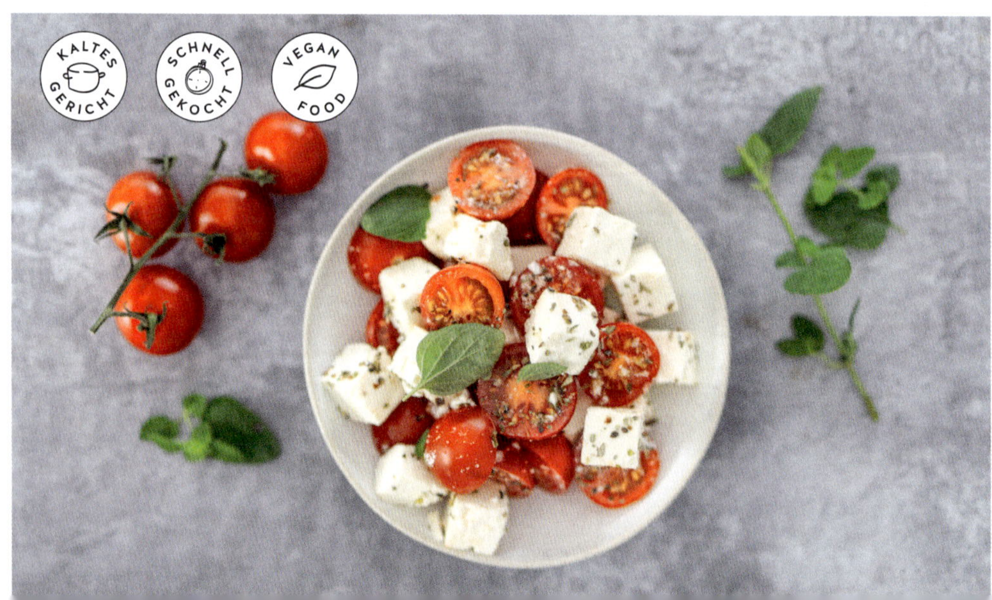

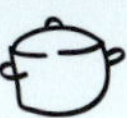

FRUCHTIGER BAUERNSALAT

Dieser Salat vereint die knackige Süße verschiedener Gemüsesorten mit der frischen Säure von Äpfeln und dem herben Geschmack von Schafskäse. Ein wahrer Alleskönner.

Für 4 Portionen • 20 Min. Zubereitung

Pro Portion ca. 365 kcal, 12 g E, 25 g F, 24 g KH

---

3 EL Zitronensaft • 4 EL Wasser • 4 EL Olivenöl • Meersalz und frisch gemahlener Pfeffer • 1 TL Honig oder Agavendicksaft • 400 g Gurke • 150 g rote Paprika • 150 g gelbe Paprika • 150 g grüne Paprika • 400 g Tomaten • 400 g Äpfel • ½ bis 1 Bund glatte Petersilie • 200 g Feta oder anderer Schafskäse • 1 Fladenbrot

---

1. Zitronensaft, Wasser, Olivenöl, etwas Salz und Pfeffer sowie den Honig oder Agavendicksaft in ein kleines Schraubglas geben und kräftig schütteln.

2. Gemüse und Äpfel waschen, putzen, in mundgerechte, möglichst gleich große Würfel schneiden und mit dem Dressing vermengen.

3. Die Petersilie waschen, trocken schütteln und die Blätter abzupfen. Die Petersilienblätter in den Salat mischen.

4. Den Käse grob raspeln (er verbindet sich dann besser mit den restlichen Zutaten im Salat) und über den Salat geben.

5. Schmeckt am besten mit Fladenbrot.

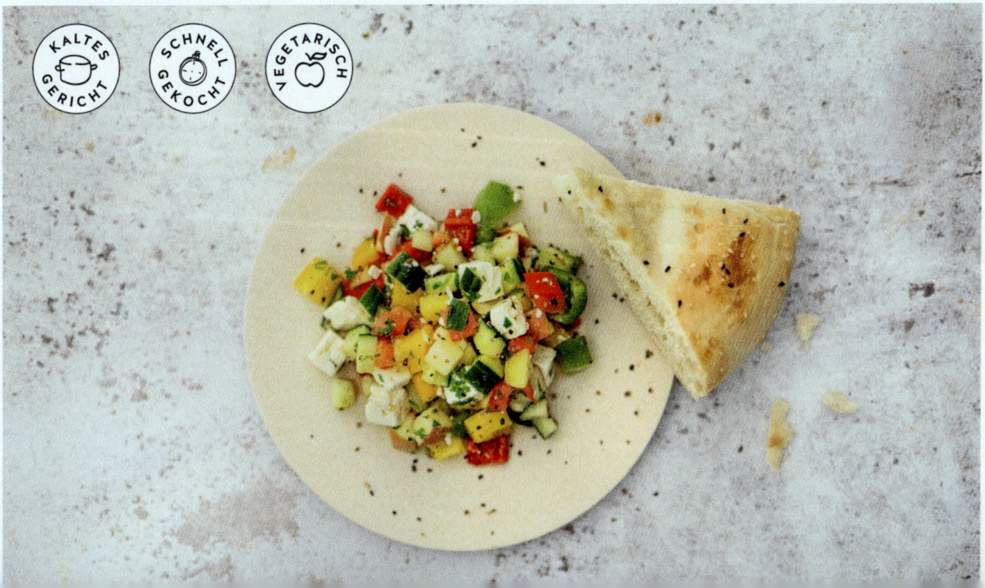

KALTES GERICHT

SCHNELL GEKOCHT

VEGETARISCH

SÜSSSAURE KICHERERBSEN

Kichererbsen sind eine gesunde pflanzliche Proteinquelle. Sie sind zudem reich an B-Vitaminen und machen dank ihrer Ballaststoffe lange satt.

Für 4–6 Portionen

15 Min. Zubereitung

Pro Portion ca. 306 kcal, 12 g E, 13 g F, 27 g KH

2 Dosen Kichererbsen (je 240 g Abtropfgewicht)
1 Stück frischer Ingwer (4 cm)
2 grüne Chilischoten
4 EL Kokosöl
3 EL gemahlener Kreuzkümmel
2 EL gemahlener Koriander
300 g stückige Tomaten aus der Dose
2 EL Tamarinde (aus dem Glas)
1 EL Rohrohrzucker
Meersalz
3 EL gehacktes Koriandergrün

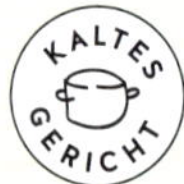

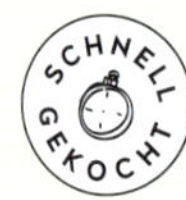

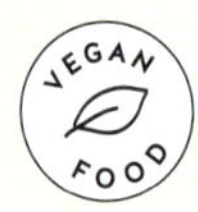

1. Die Kichererbsen in einem Sieb mit kaltem Wasser abbrausen und abtropfen lassen. Den Ingwer schälen und fein würfeln.

2. Chilis entkernen und fein hacken.

3. Öl erhitzen, Ingwer und Chili dazugeben und 2 Minuten braten. Etwas Kreuzkümmel und Koriander darüberstreuen und umrühren.

4. Tomaten untermischen, dann das Tamarindenmark zu den Tomaten geben.

5. Mit Rohrohrzucker und Salz würzen und alles ohne Deckel stark einkochen lassen. (Umrühren nicht vergessen!)

6. Die Kichererbsen unter die Tomaten rühren und bei kleiner Hitze noch etwa 5 Minuten ziehen lassen. Dann das Koriandergrün und den Rest Kreuzkümmel unter die Masse rühren.

Übrigens

Das Gericht schmeckt am besten, wenn es einen Tag im Kühlschrank durchgezogen hat. Sie können es dann auch kalt mit einer Scheibe frischem Vollkornbrot essen.

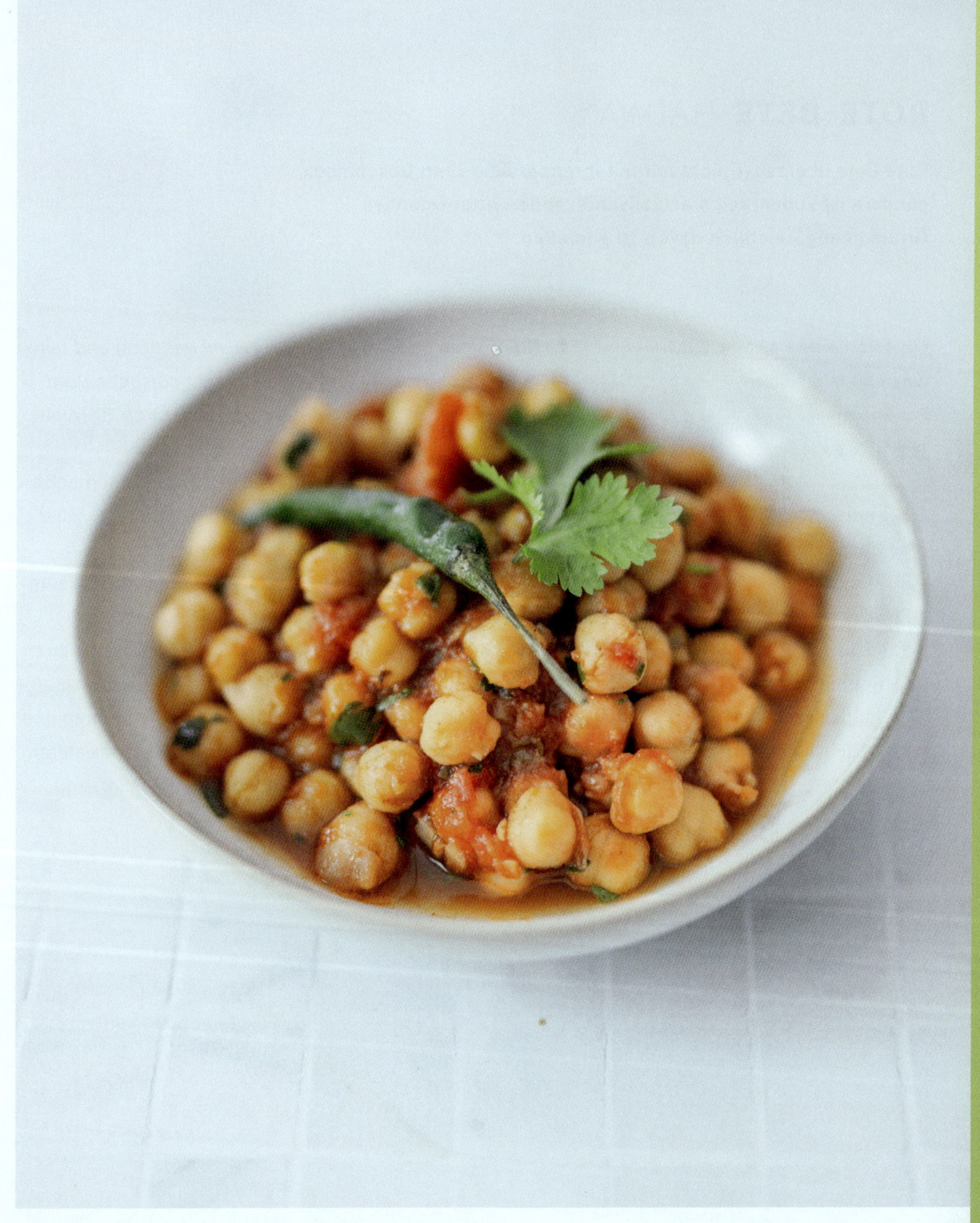

ROTE-BETE-HALWA

Rote Bete überzeugt nicht nur mit ihrem erdig-süßen Geschmack, sondern ist zudem reich an zellschützenden Antioxidantien – Grund genug, reichlich davon zu genießen.

Für 4 Portionen • 45 Min. Zubereitung • 60 Min. Kühlen
Pro Portion ca. 307 kcal, 17 g E, 19 g F, 28 g KH

---

400 g junge Rote Beten
3 EL Ghee
4 EL Mandelstifte
4 EL Weizengrieß
300 ml Milch
2 EL Rohrohrzucker
3 TL Kardamompulver
nach Belieben Rosinen

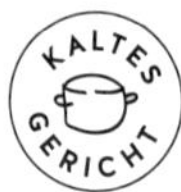

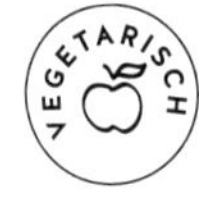

1. Rote Beten schälen (Handschuhe verwenden!) und fein raspeln. 2 EL Ghee im Topf erhitzen und geraspelte Rote Beten dazugeben. Offen bei mittlerer Hitze circa 20 Minuten kochen

2. Inzwischen in einer kleinen Pfanne 1 EL Ghee schmelzen lassen, 3 EL Mandeln und Grieß hineingeben und 5 Minuten rösten. Die Pfanne dann vom Herd nehmen.

3. In einem Topf Milch und Zucker (und die Rosinen) zum Kochen bringen. Rote-Bete-Masse und Mandel-Grieß-Masse hinzufügen und alles bei mittlerer Hitze unter Rühren circa 15 Minuten kochen lassen, bis das Halwa eindickt.

4. Zum Schluss Kardamom dazugeben. Alles verrühren und in kleine Schälchen füllen. Mit den restlichen Mandelstiften dekorieren. Das Halwa circa 1 Stunde abkühlen lassen.

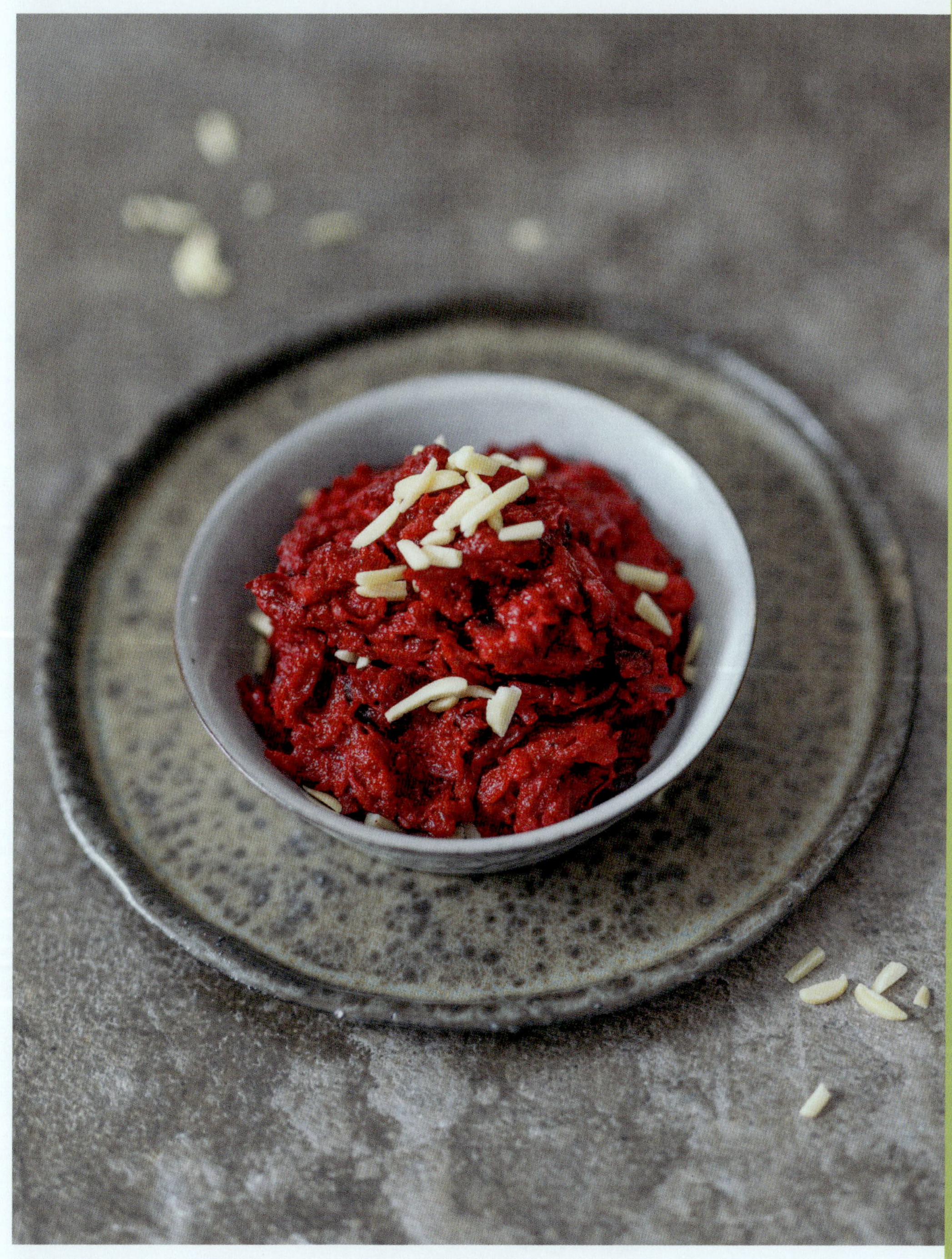

MUGHLAI-SAG-SPINAT

Frischer Spinat ist in Deutschland von März bis Dezember erhältlich. Da er schnell an Nährstoffen verliert, sollte er nach dem Kauf zügig verarbeitet werden.

Für 6 Portionen • 25 Min. Zubereitung

Pro Portion ca. 114 kcal, 5 g E, 8 g F, 7 g KH

---

800 g frischer Spinat oder 600 g Tiefkühlspinat • 1 Stück Ingwer (3 cm) • 4 EL Ghee • ½ TL Chilipulver • 1 TL Kreuzkümmelpulver • 1 TL Kurkumapulver • 1 TL Korianderpulver • Meersalz • 125 g Sahne

---

1. Spinat waschen und klein schneiden. Ingwer fein reiben. Ghee in einer Pfanne erhitzen und bei mittlerer Hitze dunkelbraun werden lassen.

2. Ingwer dazugeben und etwa ½ Minute mitbraten.

3. Chilipulver, Kreuzkümmel, Kurkuma und Koriander hinzufügen und bei starker Hitze etwa 1 Minute rösten.

4. Spinat dazugeben. Mit Salz abschmecken.

5. Das Ganze 15 Minuten bei mittlerer Hitze köcheln lassen. Zum Schluss die Sahne vorsichtig unterrühren und dann servieren.

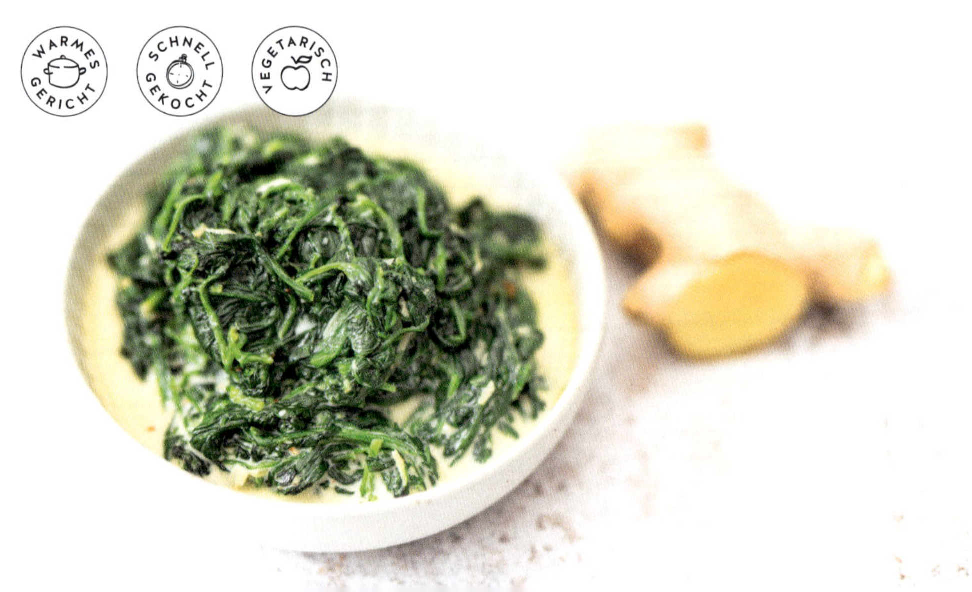

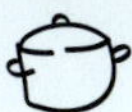

BEERENHALBGEFRORENES

Der ideale Nachtisch an heißen wie an kalten Tagen.

Für 4 Portionen • 5 Min. Zubereitung
Pro Portion ca. 68 kcal, 4 g E, 4 g F, 6 g KH

250 g tiefgefrorene Himbeeren • 250 g kalter Naturjoghurt, 3,5 % Fett • 1 EL Vanillezucker

1. Alle Zutaten – der Joghurt muss unbedingt kalt und die Beeren müssen gefroren sein – in einen Mixer geben, kurz aufmixen und sofort servieren.

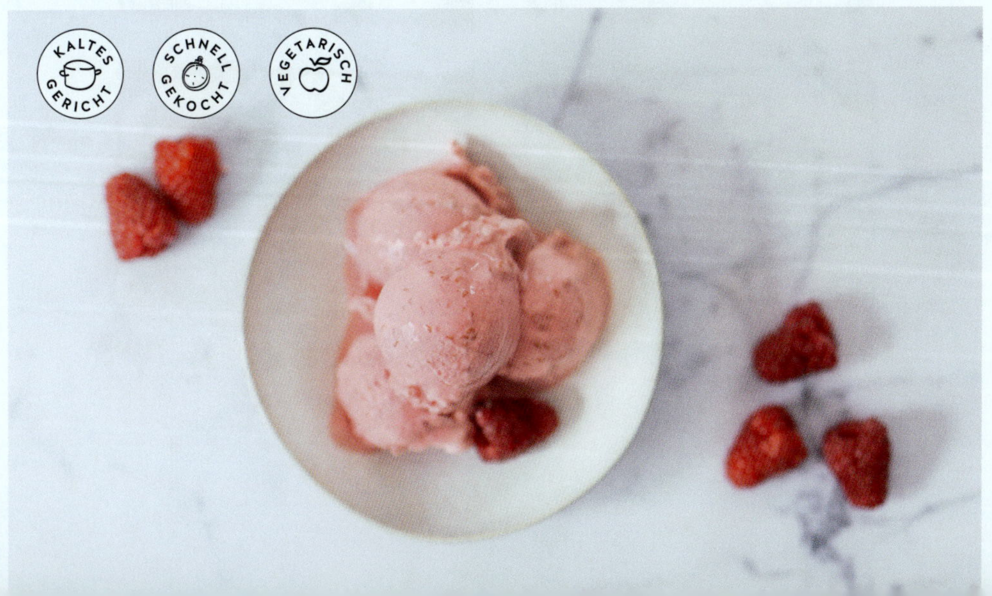

Antientzündliche Rezepte

Frisches Gemüse der Saison, Öl, das viel Omega-3-Fettsäuren enthält, und vor allem Fisch (mindestens zweimal pro Woche) sind die wichtigsten Säulen der antientzündlichen Ernährung. Gänzlich fleischlos muss es gar nicht sein: Hauptsache, das Fleisch ist fettarm.

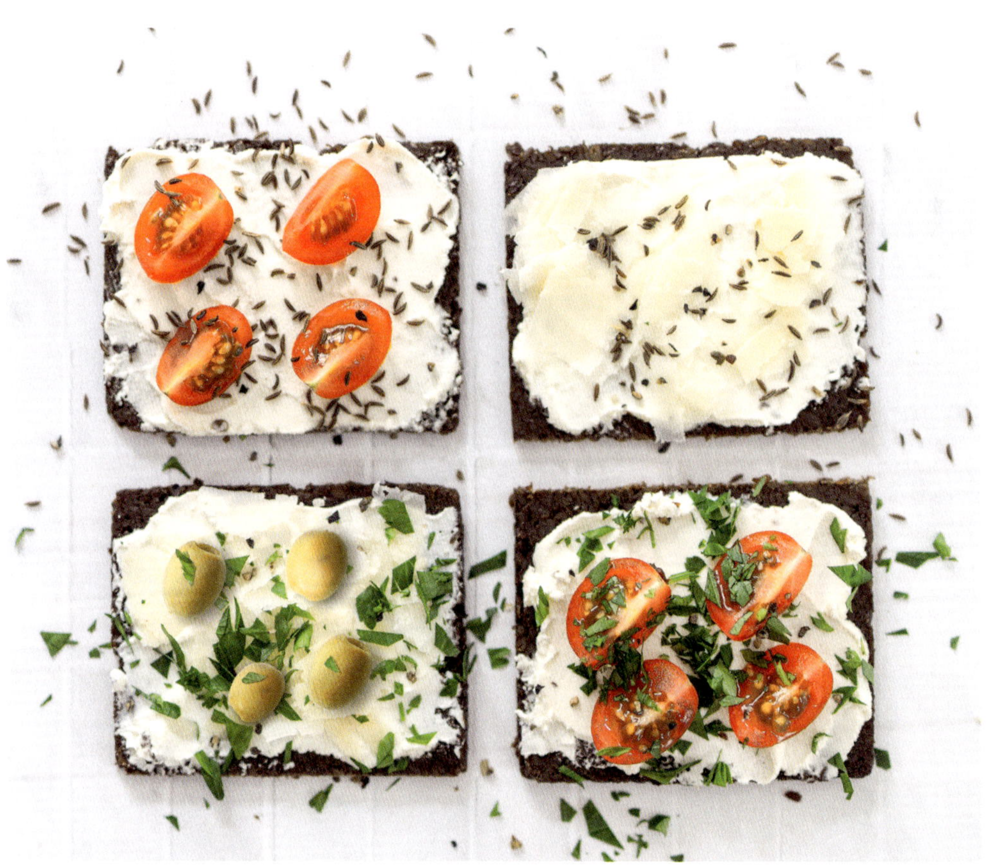

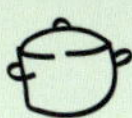

PUMPERNICKELSNACK

Die Zubereitung gesunden Essens muss nicht immer aufwendig sein. Manchmal darf es auch schnell gehen wie bei diesem leckeren Pumpernickelsnack.

Für 4 Portionen
5 Min. Zubereitung
Pro Portion ca. 267 kcal, 18 g E, 8 g F, 32 g KH

---

12 Scheiben Pumpernickel (etwa 300 g)
250 g fettarmer Frischkäse
½ Bund Petersilie (circa 10 Zweige)
8 Cherrytomaten
3 TL gehobelter Parmesan (etwa 30 g)
8 Oliven
1 TL Kümmel
Meersalz
frisch gemahlener Pfeffer

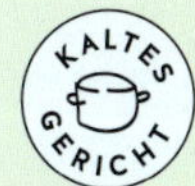

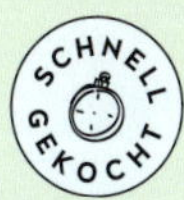

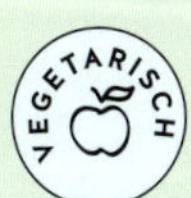

1. Die Pumpernickelscheiben gleichmäßig mit dem Frischkäse bestreichen, Scheiben vierteln.

2. Die Petersilie waschen und fein hacken, die Cherrytomaten waschen und vierteln.

3. Die Zutaten und den Kümmel nach Geschmack auf die Pumpernickelviertel aufteilen, salzen, pfeffern und mit Petersilie bestreuen.

Übrigens

Als Brotbelag bieten sich, je nach Geschmack, auch Sardellenfilets, Putenbrust- oder Salatblattstreifen, Gewürzgurken- oder Salatgurkenscheiben, Basilikum oder Liebstöckel, Rohschinken oder Blauschimmelkäse an.

BALSAMICO-KALBSSCHNITZEL

Diese leichten Schnitzel sind eine leckere Proteinquelle und schmecken hervorragend zu frischem Salat und/oder Backkartoffeln.

Für 4 Portionen •
25 Min. Zubereitung
Pro Portion ca. 275 kcal, 27 g E, 13 g F, 12 g KH

4 EL Walnussöl
4 EL Vollkornmehl
4 Kalbsschnitzel, die sehr dünn (maximal 5 mm) geschnitten sind
Meersalz
frisch gemahlener Pfeffer
4 TL Balsamico-Essig
12 EL Kalbsfond

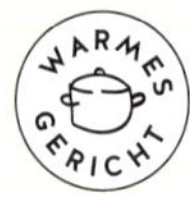

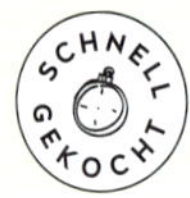

1. Das Öl in der Pfanne erhitzen.
2. Etwas Mehl auf einem Küchenbrett, einem Teller oder der Küchenablage verteilen. Jedes Kalbsschnitzel darin wenden, sodass es rundherum mit Mehl benetzt ist.
3. Überschüssiges Mehl durch leichtes Klopfen entfernen und das Fleisch unmittelbar nach dem Mehlbad in die Pfanne geben und von beiden Seiten golden braten; dabei nur ein Mal wenden.
4. Nach Geschmack salzen, pfeffern und mit Balsamico-Essig löschen.
5. Den Balsamicosud dann bis auf etwa die Hälfte reduzieren. Den Rest mit dem Kalbsfond auffüllen und aufkochen lassen.

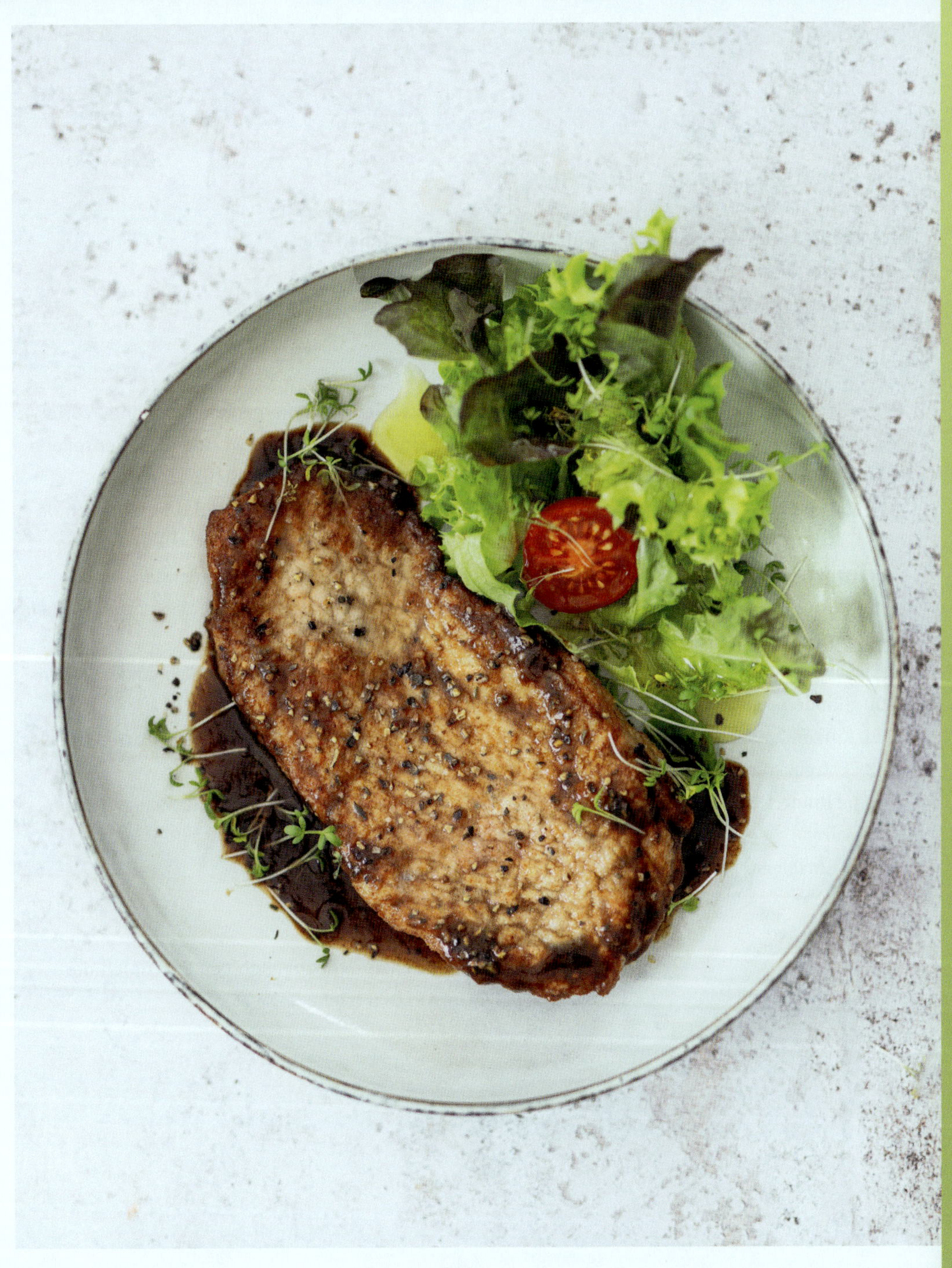

RINDERHACK-EINTOPF

An kalten Tagen wärmt dieser Eintopf den Körper von innen – vor einem offenen Kamin verzehrt sorgt er für eine Extraportion Behaglichkeit.

Für 4 Portionen
45 Min. Zubereitung
Pro Portion ca. 668 kcal, 51 g E, 14 g F, 84 g KH

---

2 mittelgroße rote Paprika
5 mittelgroße Karotten
4–5 Stangen Staudensellerie
2 EL Olivenöl
800 g Rinderhackfleisch
2 EL Kurkumapulver
2–3 EL Kreuzkümmelpulver
800 ml Rinderfond
Meersalz
frisch gemahlener Pfeffer

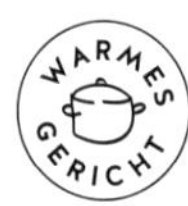

1. Die Paprika waschen, entkernen und in kleine Würfel schneiden. Karotten schälen und würfeln. Staudensellerie waschen und ebenfalls in kleine Stücke schneiden.
2. Das Öl in einem Topf erhitzen und das Hackfleisch dazugeben. Mit Kurkuma und Kreuzkümmel würzen. Das Hackfleisch so lange auf hoher Hitze anbraten, bis es durchgegart ist. Wenn es anzubrennen droht, eventuell ein wenig Rinderfond dazugeben.
3. Die Gemüsewürfel dazugeben und alles gut verrühren. Rinderfond nach und nach zufügen.
4. Das Ganze etwa 15 Minuten bei mittlerer Hitze köcheln lassen, bis das Gemüse bissfest ist.
5. Zum Schluss mit Salz und frisch gemahlenem Pfeffer abschmecken.

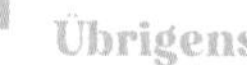

Dieses Rezept entspricht zugleich den Prinzipien der Low-FODMAP-Diät (siehe Seite 75).

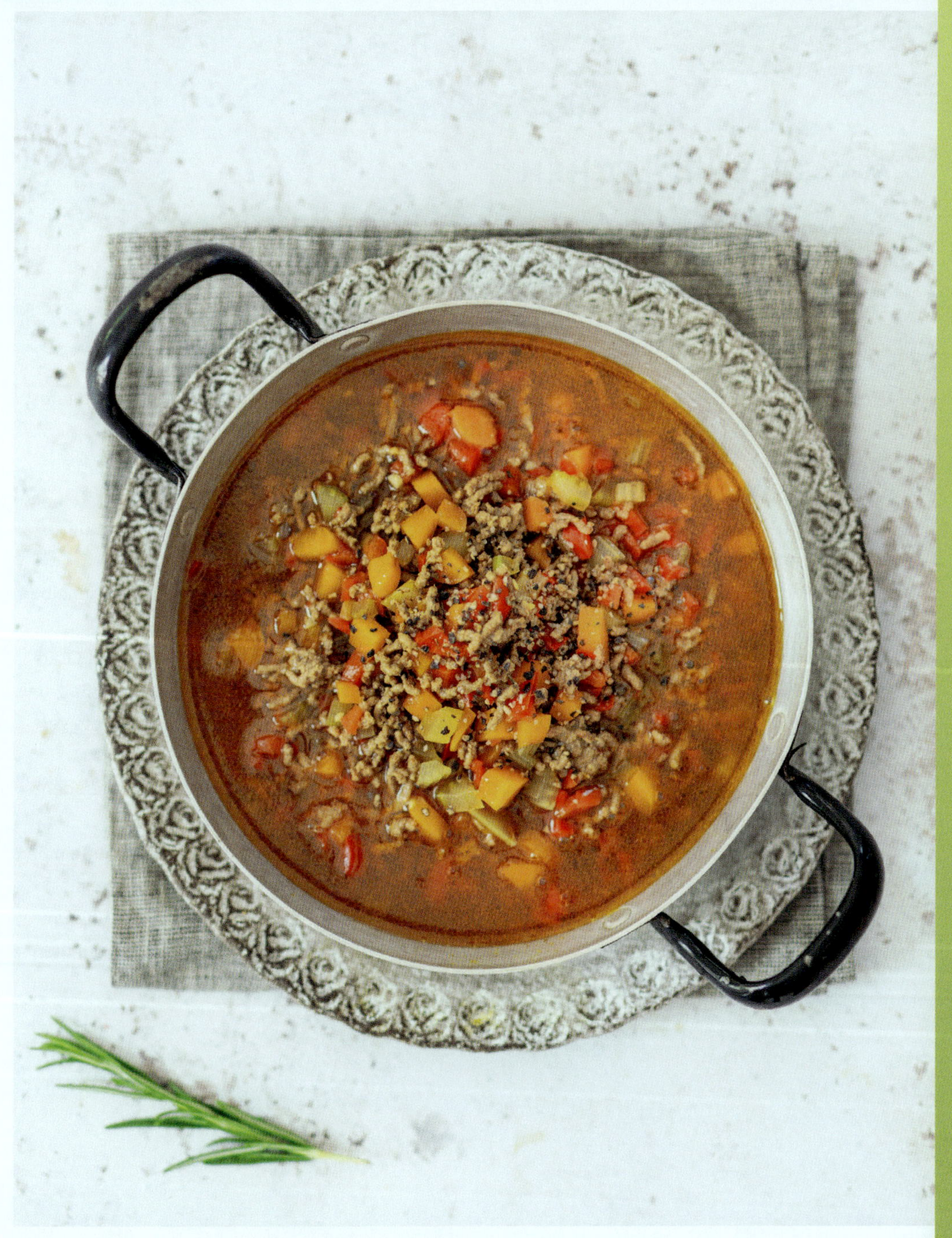

MAKRELENRÖLLCHEN

Entdecken Sie die delikate Finesse dieser Makrelenröllchen – eine nahrhafte Quelle von Omega-3-Fettsäuren und Proteinen, die Ihre Geschmacksknospen verwöhnen.

Für 4 Portionen

45 Min. Zubereitung •

30 Min. Backen

Pro Portion ca. 768 kcal, 42 g E, 44 g F, 47 g KH

---

4 Tassen Naturreis (250 g)
Meersalz
4 Makrelenfilets (circa 800 g)
3 Stangen Staudensellerie
4 EL Rapsöl
8 EL frisch gepresster Orangensaft
1 EL getrockneter Rosmarin
4 EL Walnüsse
frisch gemahlener Pfeffer

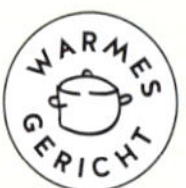

1. Naturreis nach Packungsanleitung in Salzwasser bissfest garen. Den Backofen auf 190 ° vorheizen.

2. Die Makrelenfilets unter kaltem Wasser gründlich abbrausen und vorsichtig mit Küchenkrepp abtupfen.

3. Den Staudensellerie waschen und in circa 1 cm dicke Scheiben schneiden.

4. Das Rapsöl in einem Topf erhitzen. Die Selleriescheiben bei mittlerer Hitze darin glasig dünsten.

5. Den Topf von der Kochstelle nehmen. Naturreis, Orangensaft, Rosmarin und Walnüsse unterrühren. Mit Salz und Pfeffer würzen. Die Mischung auf den Makrelenfilets verteilen.

6. Die Makrelenfilets aufrollen und locker mit Bindfaden oder Küchengarn fixieren.

7. Die zusammengerollten Makrelenfilets mittig auf ein Backblech legen. Falls noch etwas von der Naturreis-Walnuss-Füllung übrig ist, diese um die Röllchen herum verteilen. Alles mit Alufolie bedecken und 25–30 Minuten im heißen Ofen garen.

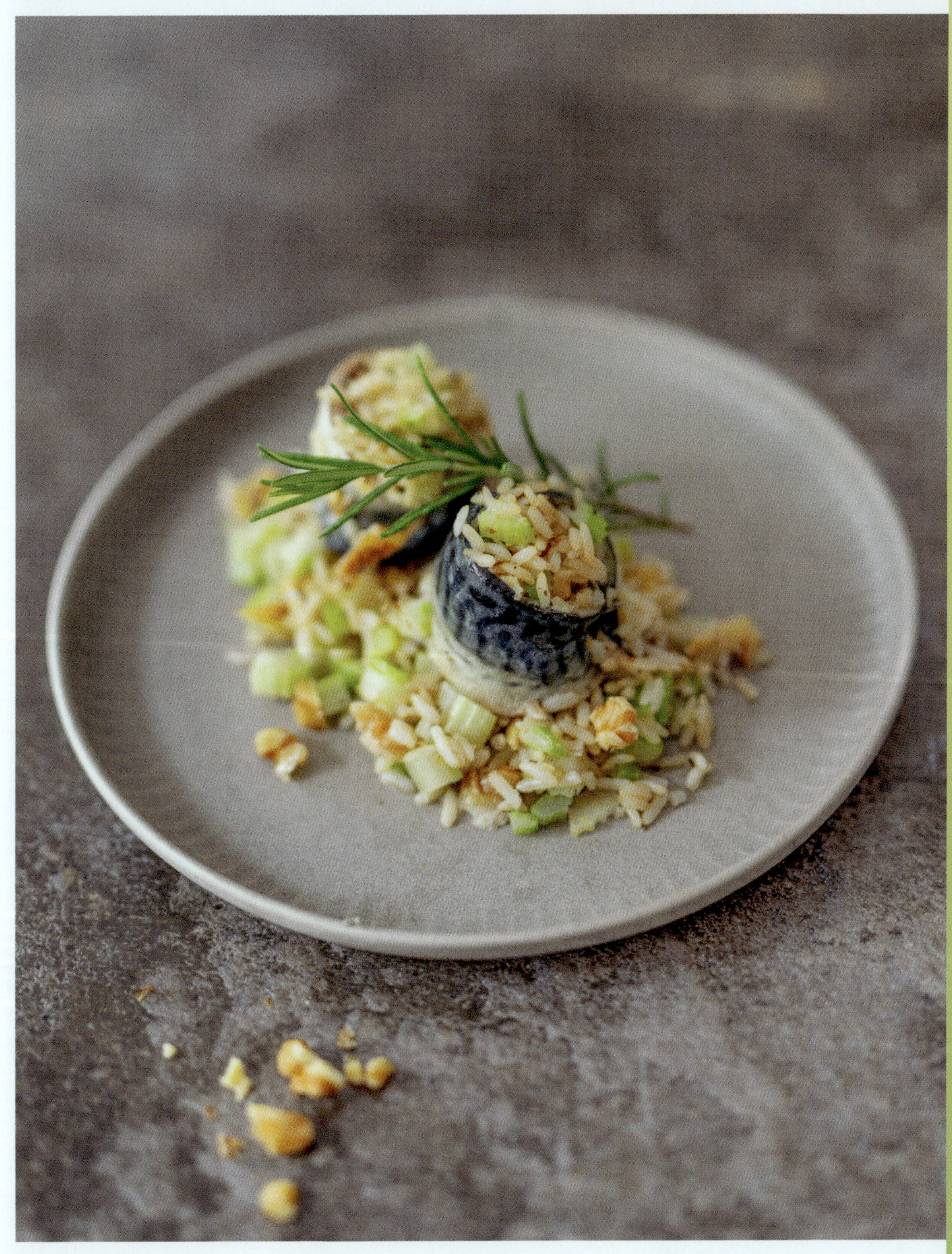

TILAPIA-KARTOFFEL-SUPPE

Tilapia kommt aus der Familie der Buntbarsche und hat einen leicht süßen nussigen Geschmack. Mit seinem geringen Fettanteil ist er eine sehr gute Proteinquelle.

Für 4 Portionen
45 Min. Zubereitung
Pro Portion ca. 474 kcal, 36 g E, 16 g F, 41 g KH

---

500 g frisches oder tiefgekühltes Tilapiafilet
1 Bund Suppengrün
750 g Kartoffeln
Saft von 1 Zitrone
4 EL Rapsöl
2 l Gemüsebrühe
3 EL getrockneter oder frischer Dill
Meersalz
frisch gemahlener Pfeffer
4 EL Sahne
etwas frischer Koriander

---

1. Fischfilet waschen und mit Krepppapier trocken tupfen. Das Suppengrün waschen und gut abtropfen lassen. Kartoffeln schälen und in Würfel schneiden.
2. Zitrone auspressen, den Saft auffangen.
3. Das Öl in einem großen Topf erhitzen. Suppengrün und Kartoffeln unter Wenden etwa 5 Minuten lang dünsten. Die Gemüsebrühe und den Dill hinzufügen. Das Gemüse zugedeckt etwa 10–15 Minuten bei mittlerer Hitze köcheln lassen, bis die Kartoffelwürfel bissfest sind.
4. Das Filet in große Würfel schneiden und in die Gemüsesuppe geben. Den Zitronensaft dazugeben; mit Salz und frisch gemahlenem Pfeffer abschmecken.
5. Das Ganze zugedeckt weitere 8 Minuten bei niedriger Temperatur gar ziehen lassen. In der Zwischenzeit die Sahne steif schlagen.
6. Die Gemüsesuppe auf Teller verteilen und mit je 1 EL Sahne anrichten. Das Ganze mit einigen Blättern Koriander garnieren.

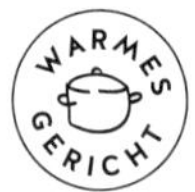

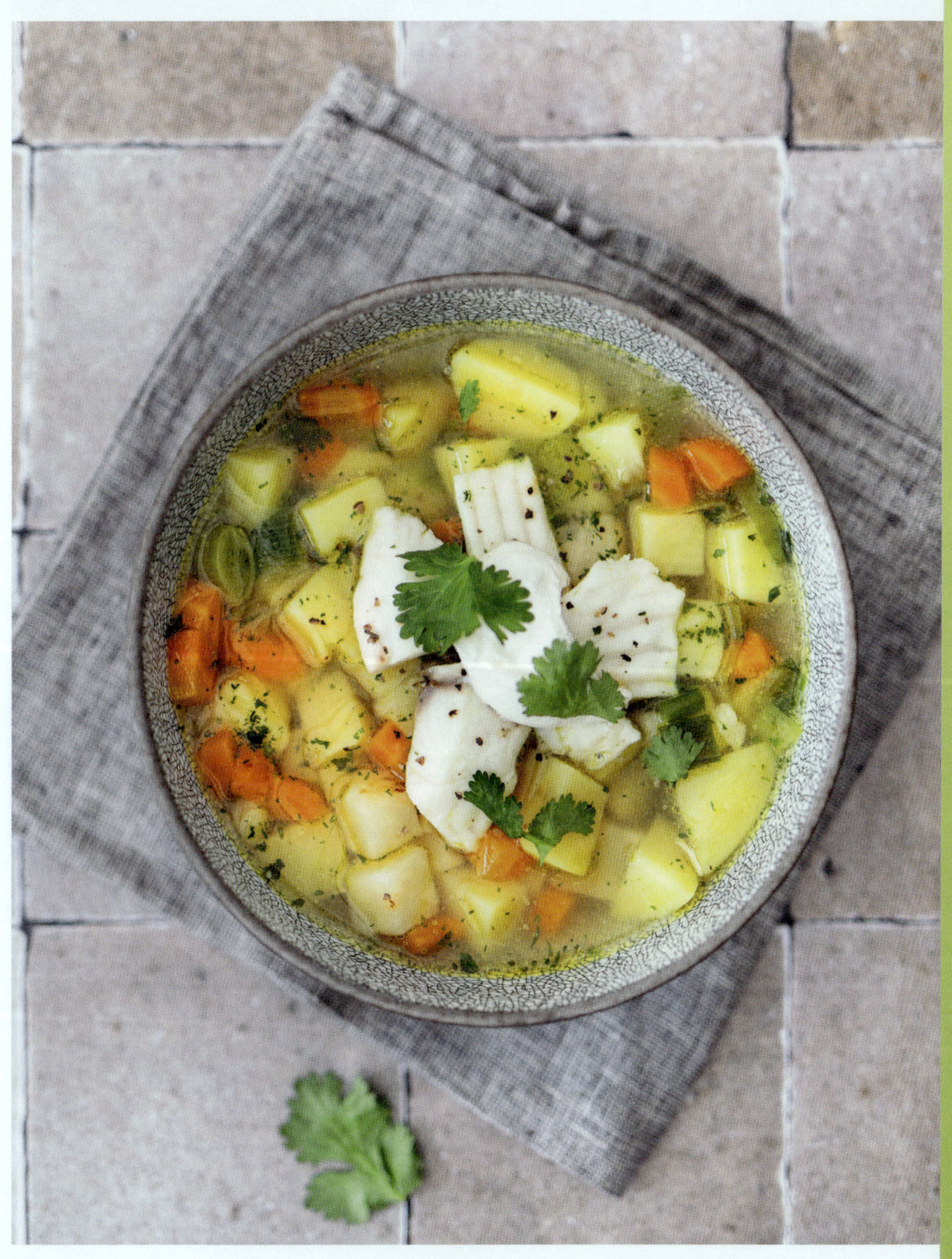

MEERBARBE IM KARTOFFELBETT

Mit seinem würzigen und dennoch zarten Fleisch ist dieser Seefisch eine absolute Delikatesse.

Für 4 Portionen
35 Min. Zubereitung •
25 Min. Backen
Pro Portion ca. 620 kcal, 13 g E, 21 g F, 49 g KH

4 filetierte, grätenfreie Meerbarben (insgesamt etwa 750 g)
Meersalz
frisch gemahlener Pfeffer
1 unbehandelte Orange
750 g weich kochende Kartoffeln
4 Tassen fettarme Milch
1 TL Kardamom
4 EL Butter
4 TL Rapsöl
3 TL Zitronensaft

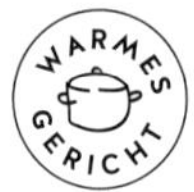

1. Die Fischfilets abwaschen und mit Krepppapier trocken tupfen. Salzen und pfeffern. Orange waschen, halbieren und eine Hälfte (mit Schale) in dünne Scheiben schneiden.
2. Die Kartoffeln schälen und in Salzwasser garen. Den Backofen auf 160 ° vorheizen.
3. Die gegarten Kartoffeln unter Zugabe von Milch, Kardamom und Butter zu einer homogenen, klumpenfreien Masse zerstampfen.
4. Eine ausreichend große Auflaufform mit Öl ausstreichen und den Kartoffelbrei hineingeben. Das Fischfilet auf das Kartoffelpüree legen und leicht eindrücken. Mit den Orangenscheiben belegen und mit Zitronensaft beträufeln.
5. Im vorgeheizten Backofen bei etwa 12–25 Minuten garen, davon die letzten 3 Minuten auf Grillstufe oberflächlich anbräunen. Zum Servieren den Auflauf quer schneiden und von innen nach außen herausheben.

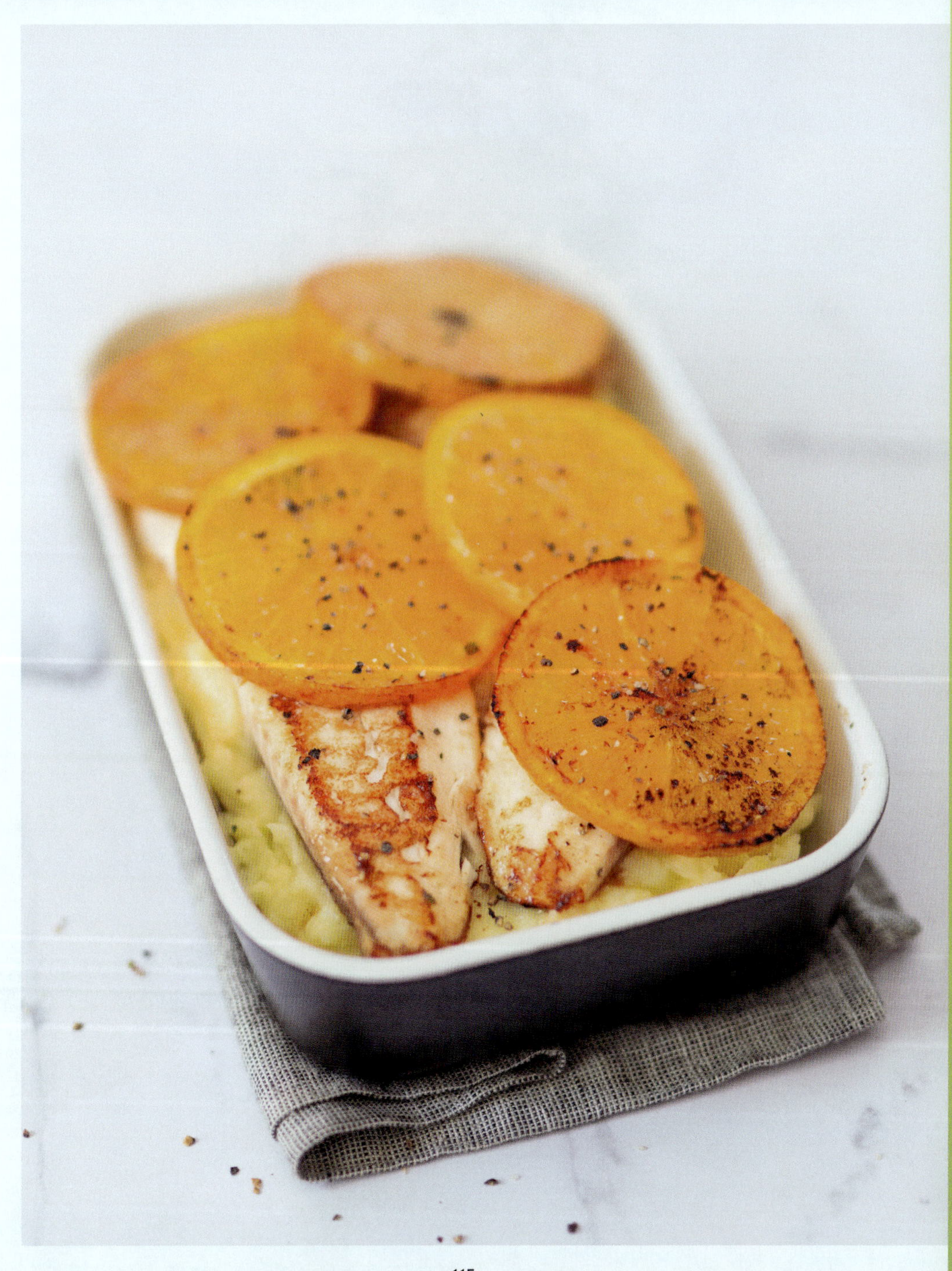

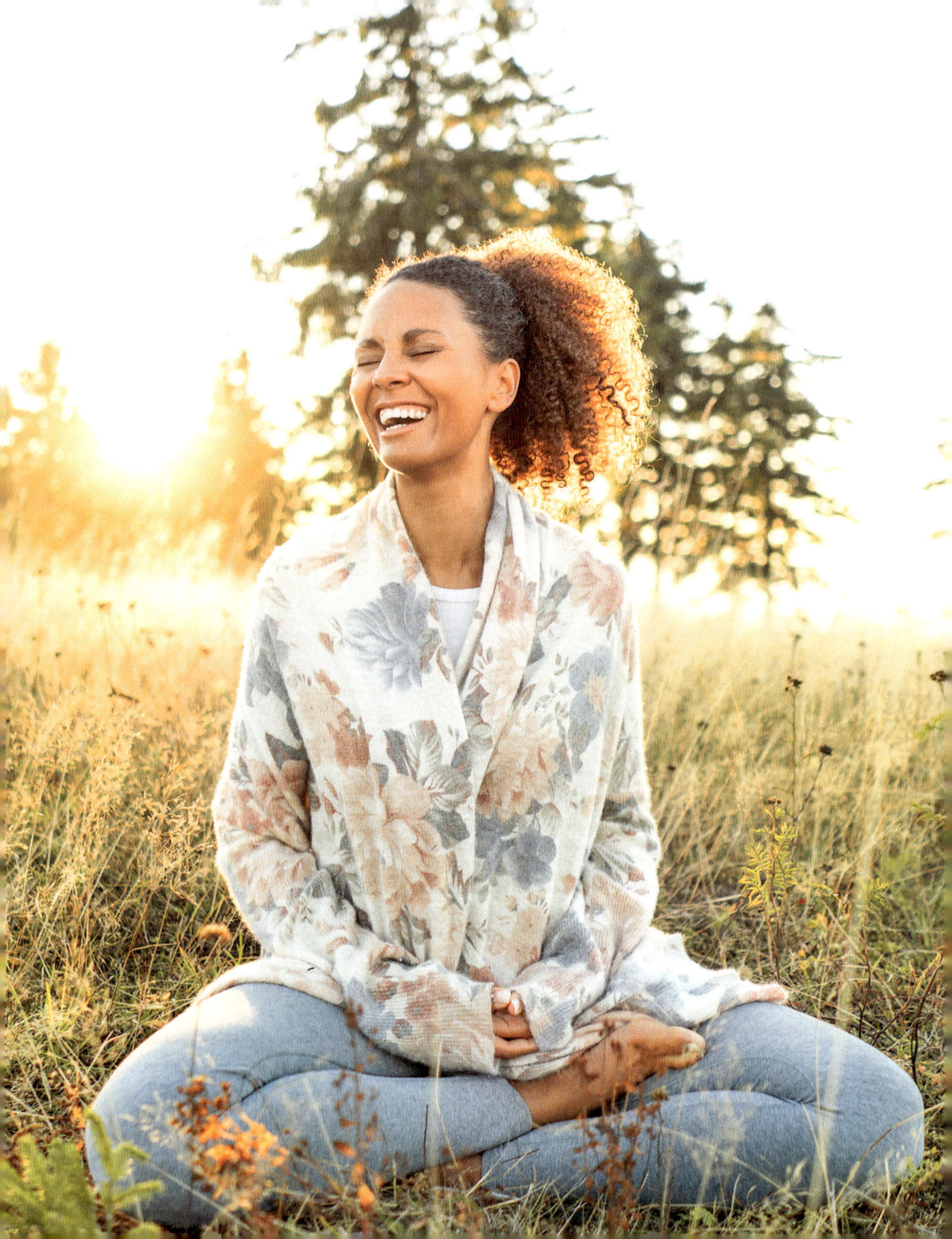

Häufige Symptome – und was dagegen hilft

Eine Hashimoto-Thyreoiditis kann eine Vielzahl von ganz unterschiedlichen Beschwerden hervorrufen. Dennoch gibt es einige Symptome, die überdurchschnittlich oft auftreten. Wie Sie diese selbst behandeln können, erfahren Sie auf den folgenden Seiten.

BESCHWERDEN GANZHEITLICH BEHANDELN
Seite 118

Beschwerden ganzheitlich behandeln

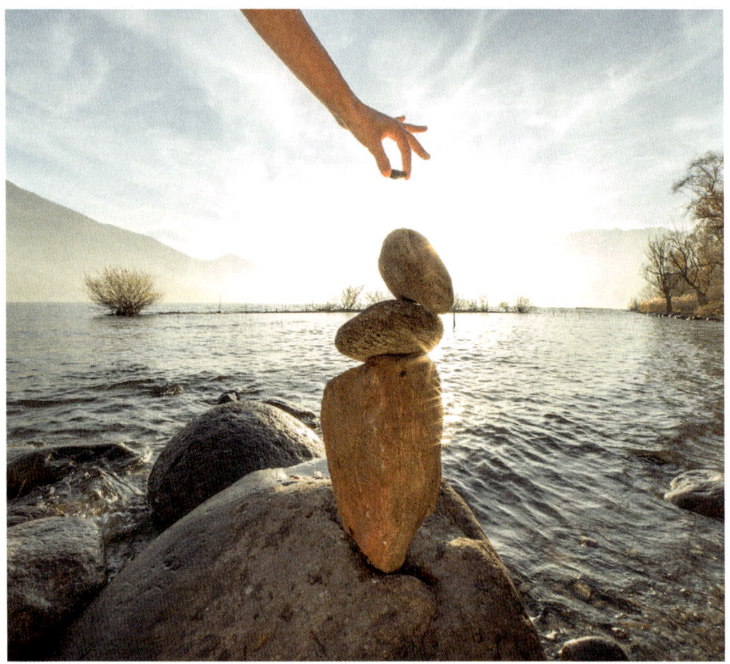

Die Beschwerden einer Hashimoto-Thyreoiditis sind vielfältig, bisweilen widersprüchlich, in ihrer Intensität oft schwankend und unberechenbar in ihrem Verlauf. Dennoch gibt es Symptome, die fast alle Betroffenen beeinträchtigen – und es gibt Therapiemöglichkeiten.

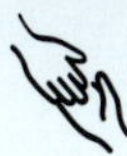

Auf den folgenden Seiten haben wir die gängigsten Symptome nach Häufigkeit (und nicht alphabetisch) aufgelistet. Die verschiedenen Maßnahmen der ganzheitlich ausgerichteten Regulationstherapie, die Sie auf den *Seiten 54–69* kennengelernt haben, eignen sich auch zur gezielten (Selbst-)Behandlung von einzelnen Symptomen. Vor allem die Homöopathie, Phytotherapie, die orthomolekulare Medizin oder die Schüßler-Therapie kennen bewährte (Einzel-)Mittel zur gezielten Linderung von verschiedenen Beschwerden. Andere Methoden des ganzheitlichen Therapiekonzepts, wie zum Beispiel Anregungen für eine antientzündliche Lebensweise, Programme zur Darmsanierung oder Maßnahmen zum Stressabbau, unterstützen die Wirksamkeit der jeweiligen Arzneien und sollten deshalb immer nach Bedarf in das jeweilige Behandlungskonzept miteingebunden werden. Zugleich ergänzen die Vorschläge die oft eindimensionale Behandlung, die nur auf eine Hormonersatztherapie ausgelegt ist. Sie sollen jedoch nicht den Rat eines ganzheitlich orientierten Therapeuten ersetzen.

Wahl der Therapie

Ob Sie sich für eine homöopathische oder für eine phytotherapeutische Behandlung entscheiden oder lieber der Schüßler-Therapie beziehungsweise der orthomolekularen Medizin den Vorzug geben, bleibt Ihnen überlassen. Wichtig ist, dass Sie zunächst mit einer Behandlungsform beginnen und erst dann ergänzende Therapiemaßnahmen oder einen Therapiewechsel einleiten, wenn trotz längerfristiger Anwendung (meist mindestens vier bis sechs Wochen) die gewünschte Wirkung ausbleibt. Besprechen Sie das weitere Vorgehen am besten mit Ihrem behandelnden Therapeuten.

SELBSTBEOBACHTUNG IST WICHTIG

Zwei Aspekte sind bei der (Selbst-)Behandlung von besonderer Bedeutung. Dazu gehört zum einen eine gute Selbstbeobachtung, die Ihnen dabei hilft zu erkennen, wie sich das Symptom (beziehungsweise Ihr Allgemeinbefinden) unter der Therapie verhält: Lassen die Beschwerden nach? Verschlimmern sie sich? Treten neue Beschwerden auf, oder rücken bereits bekannte Symptome plötzlich verstärkt in den Vordergrund? Zum anderen ist, wie bei allen auf Umstimmung ausgerichteten Maßnahmen der Regulationstherapie, etwas Geduld gefragt. Auch bei der gezielten Behandlung von Symptomen dürfen Sie nicht erwarten, dass sich der therapeutische Effekt bereits nach der ersten oder zweiten Anwendung einstellt – insbesondere, wenn die Störungen schon seit Längerem bestehen. Tatsächlich kann es bis zu sechs Wochen dauern, bis Sie eine deutliche Verbesserung Ihres Gesundheitszustands verspüren.

NICHT JEDEM TUT DAS GLEICHE GUT

In den meisten Fällen sind die vorgestellten Mittel effektiv und gut verträglich. Allerdings: Jeder Mensch reagiert anders auf die unterschiedlichen Mittel. Bei dem einen schlagen sie stärker an, bei dem anderen gar nicht. In diesem Fall hilft es wenig – und kann sogar gefährlich sein –, wenn Sie einfach die Dosis erhöhen oder die Behandlung »auf gut Glück« durch die Einnahme von anderen Arzneimitteln ergänzen. Besprechen Sie mit Ihrem Therapeuten, ob die begonnene Behandlung in Ihrem Fall die richtige Wahl ist – oder ob es sinnvoller ist, einen anderen Therapieweg einzuschlagen.

DAS SOLLTEN SIE BEACHTEN

- *Es gibt in den meisten Fällen weitere Mittel mit ähnlichen Wirkstoffen von anderen Firmen. Präparate, die wir in diesem Kapitel nennen, sind nur Vorschläge. Sie alle enthalten ausschließlich hochwertige Extrakte als Reinsubstanzen.*

BEGLEITSYMPTOME/-UMSTÄNDE

In der Homöopathie wie auch in der Schüßler-Therapie kommt es bei der Wahl des richtigen Mittels neben dem zu behandelnden Leitsymptom auch wesentlich auf das Empfinden, Erleben beziehungsweise die Befindlichkeit des Betroffenen an. Dementsprechend richtet sich das Augenmerk immer auch auf die zusätzlichen Symptome, so etwa auf weitere körperliche und seelische Begleitumstände, vor allem, wenn sie in ihrer Stärke oder Eigenart besonders auffällig sind. Diese sogenannten Modalitäten, die im Folgenden im Anschluss an jedes homöopathische Mittel beziehungsweise Schüßler-Salz aufgelistet sind, weisen dann den Weg hin zum individuell passenden Mittel.

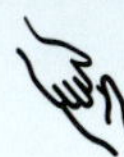

- *Auch wenn viele der genannten Präparate frei verkäuflich beziehungsweise rezeptfrei in der Apotheke erhältlich sind, sollten Sie sich vorab mit Ihrem Therapeuten abstimmen, bevor Sie mit der Anwendung beginnen, besonders wenn Sie planen, mehrere Mittel gleichzeitig einzunehmen.*
- *Lesen Sie den Beipackzettel des gewählten Präparates vor Behandlungsbeginn genau durch, und wenden Sie das Mittel nicht an, wenn gegen einen der Inhaltsstoffe eine Unverträglichkeit besteht oder Sie darauf allergisch reagieren.*
- *Sofern Sie parallel Schilddrüsenhormone (und andere synthetische Arzneimittel) einnehmen: Halten Sie zwischen den Gaben einen zeitlichen Abstand von mindestens 30 Minuten ein.*

Müdigkeit

»Müdigkeit« gehört zu einem Symptomkomplex, von dem fast alle Hashimoto-Patienten betroffen sind: 92 Prozent der Erkrankten haben tagtäglich mit Müdigkeit, Erschöpfung, Antriebslosigkeit und einem übermäßigen Schlafbedürfnis zu kämpfen. Hinzu kommen weitere, oftmals schwer zu fassende Beeinträchtigungen, allen voran eine geringe Belastbarkeit und verminderte Leistungsfähigkeit, Konzentrationsstörungen, Wortfindungsstörungen, Lustlosigkeit und Schwindel. Ebenso gehört ein grippeartiges Gefühl (»Watte im Kopf«) zu diesem Leitsymptomkomplex. Schuld ist meist nicht allein der Mangel an Schilddrüsenhormonen, denn die Symptome bleiben oft auch dann bestehen, wenn die Laborwerte TSH, fT3 und fT4 im Normbereich sind. Eine geschwächte Nebenniere, Leber, Galle oder ein geschwächter Darm haben in vielen Fällen einen ebenso großen Anteil daran.

NATURHEILKUNDLICHE BEHANDLUNG

Homöopathie

Für die im Folgenden aufgeführten Mittel gilt die Anwendungsempfehlung: Nehmen Sie eine Woche lang jeden Morgen drei Globuli ein. Warten Sie eine Woche ab, und wiederholen Sie die Behandlung bei Bedarf.

Nux moschata D30:

- *überwältigende Anfälle von Schläfrigkeit, plötzlich und mit Schwindel*
- *Träume vom Fallen (häufig bei überforderten Menschen)*
- *unregelmäßige Menstruation*
- *Heiserkeit*
- *Muskelschwäche schon nach geringster Anstrengung – meint, sich immer hinlegen zu müssen*
- *Rheumatoide, ziehende Schmerzen in den Gliedern*
- *trockene, kühle Haut*

- *Frösteln und Kälte*
- *Mundtrockenheit ohne Durst*
- *starke Blähungen und Aufgeblähtsein*

Gelsemium D30:

- *arbeitsunfähig durch Erschöpfung*
- *Gefühl, das Herz höre auf zu schlagen*
- *Die Muskeln gehorchen dem Willen nicht.*
- *fühlt sich dumpf, schwer und schläfrig*
- *Zittern der Extremitäten bei geringer Anstrengung*
- *alles schlimmer nach Schreck oder in Erwartung eines Ereignisses (Lampenfieber)*
- *über den Rücken laufende Frostschauer*
- *Schwere des Kopfs und der Augen – kann kaum die Augen offen halten*
- *Kopfschmerzen, die vom Hinterkopf zur Stirn hin ausstrahlen*

Calcium carbonicum D6:

- *allgemeine Kälte; kalte, schweißige Füße*
- *überarbeitet bis zur völligen Erschöpfung*
- *großes Pflicht- und Verantwortungsgefühl (siehe auch Aurum, weiter unten)*
- *Schwäche, wodurch zum Beispiel Treppensteigen Mühe bereitet*
- *teigige, verquollene Haut*
- *in der Nacht oft Schweiß am Kopf*
- *viele Ängste (zum Beispiel Angst vor Mäusen oder Bienen, Höhenangst, Angst davor, verrückt zu werden)*
- *starke Erkältungsneigung*
- *Nägel sind deformiert, brechen leicht oder schälen sich.*
- *häufig Verstopfung ohne Drang*
- *großes Verlangen nach Süßigkeiten*
- *rasche Gewichtszunahme*

Barium carbonicum D6:

- *schwerfällig, stumpfsinnig*
- *Mangel an Selbstvertrauen, unsicher*
- *unentschlossen, ängstlich, zweifelnd*
- *sehr kälteempfindlich*
- *Neigung zu Mandelentzündungen*
- *Arteriosklerose*

Aurum metallicum D4:

- *Charakteristisch für Aurum ist seine anregende Wirkung auf alle endokrin aktiven Organsysteme des Körpers (zum Beispiel Hypophyse, Schilddrüse, Nebenschilddrüse oder Nebenniere).*
- *übergroßes Pflichtgefühl, übernimmt sich mit seiner Arbeitswut*
- *depressive, melancholische Stimmung*
- *nach Schicksalsschlägen (enttäuschte Liebe, Verlust eines geliebten Menschen)*

Bufo D30:

- *undeutliche Sprache durch eine vergrößerte, »geschwollen« wirkende Zunge*
- *schmerzhafte Muskelkrämpfe*
- *wird leicht wütend*
- *starker sexueller Drang (bei Schilddrüsenunterfunktion eigentlich sehr untypisch!)*

Phytotherapie

Die im Folgenden aufgeführten Phytotherapeutika gehören – bis auf die Efeublätter-

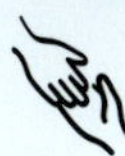

Urtinktur (siehe Tipp, *Seite 124*) – zur Gruppe der pflanzlichen Adaptogene. Das sind biologisch aktive Pflanzenstoffe, die den Organismus darin unterstützen, sich erhöhten körperlichen und emotionalen Stresssituationen anzupassen. Zudem helfen sie, die Nebennierenfunktion zu stabilisieren. Generell gilt: Pflanzliche Adaptogene machen nicht nur stressresistenter, sondern sie steigern auch die Konzentrationsfähigkeit und lindern mentale Erschöpfung.

Eleutherococcus senticosus (Sibirischer Ginseng, Borstige Taigawurzel): Die Borstige Taigawurzel, die in Nordostasien seit vielen Generationen genutzt wird, übersteht auch monatelange klirrende Kälte im eisigen Boden. Diese Widerstandsfähigkeit verleiht sie Menschen, die sie einnehmen.

- *Therapieempfehlung: Monopräparat, zum Beispiel Eleuthero (Pure Encapsulations®)*
- *Anwendungsempfehlung: Nehmen Sie täglich eine Kapsel zwischen den Mahlzeiten ein (zum Beispiel eine vor dem Frühstück, eine zweite vor dem Mittagessen).*

Rhodiola rosea (Rosenwurz): Der Extrakt dieser Pflanzenart aus der Familie der Dickblattgewächse (Crassulaceae) wird schon seit Jahrhunderten in Russland und Skandinavien naturheilkundlich genutzt. Bewährt hat sich Rhodiola rosea vor allem als Begleittherapie bei Angststörungen und Depressionen sowie zur Förderung der kognitiven und physischen Leistungsfähigkeit insbesondere in Stresssituationen.

- *Therapieempfehlung: Monopräparat, etwa Rhodiola rosea (Pure Encapsulations®)*
- *Anwendungsempfehlung: Nehmen Sie täglich eine Kapsel zwischen den Mahlzeiten ein (zum Beispiel eine vor dem Frühstück, eine zweite vor dem Mittagessen).*

Ashwagandha (Indischer Ginseng): Die Ashwagandha-Wurzel (Withania somnifera) zeichnet sich durch einen hohen Anteil an sekundären Pflanzenstoffen, den Withanoliden, aus und ist in der ayurvedischen Tradition fest verankert. Ihre angst- und stresslösende Wirkung ist wissenschaftlich belegt.

- *Therapieempfehlung: Monopräparat, etwa Ashwagandha (Pure Encapsulations®)*
- *Anwendungsempfehlung: Nehmen Sie täglich eine Kapsel zwischen den Mahlzeiten ein (zum Beispiel eine vor dem Frühstück, eine zweite vor dem Mittagessen).*

Panax ginseng C. A. Meyer (Koreanischer Ginseng): In den asiatischen Heillehren wird der Koreanische Ginseng schon seit mehr als 2000 Jahren als »Allheilmittel« bei zahlreichen Erkrankungen eingesetzt – so unter anderem auch gegen Müdigkeit und Erschöpfungszustände sowie zur Erholung nach einer Erkrankung. Arzneilich genutzt wird vor allem die äußere Wurzelrinde.

- *Therapieempfehlung: Kombinationspräparat mit Ashwagandha, Rhodiola Rosea und*

Tipp: Urtinktur aus Efeublättern

Ein bewährtes phytotherapeutisches Mittel sind Efeublätter als Urtinktur. Die Urtinktur bietet sich an, wenn verkrustete Strukturen aufgebrochen werden müssen und/oder wenn die Schilddrüsenunterfunktion mit existenziellen Problemen verbunden ist, die aus Angst nicht bewusst gemacht und deshalb verdrängt werden.

Eleutherococcus senticosus, zum Beispiel EnergyXtra (Pure Encapsulations®)

~ *Anwendungsempfehlung: Nehmen Sie zweimal täglich eine Kapsel ein (zum Beispiel eine vor dem Frühstück, eine zweite vor dem Mittagessen).*

Therapieempfehlung: Monopräparat, etwa die Hedera-helix-Urtinktur (Ceres).
Anwendungsempfehlung: Nehmen Sie dreimal täglich drei Tropfen in etwas Wasser ein.
Wichtig: Besteht eine Schilddrüsenüberfunktion, darf das Mittel nicht angewendet werden!

Orthomolekulare Medizin

Viele Hashimoto-Patienten haben einen Vitamin-B-Mangel, insbesondere, wenn sie gleichzeitig unter Verdauungsproblemen (siehe Leaky-Gut-Syndrom, *Seite 40*) leiden.
Vitamin B_{12}: Vitamin B_{12} gehört zu den essenziellen Vitaminen. Das heißt, der Körper kann es nicht selbst produzieren, sondern es muss ihm mit der Nahrung zugeführt werden. Liegt ein Mangel vor, kann eine Vielzahl von Symptomen auftreten. Dazu gehört auch eine Störung des Energiestoffwechsels, die sich unter anderem in Müdigkeit, Störungen des Schlaf-wach-Rhythmus, Erschöpfung und Konzentrationsschwierigkeiten äußert. Die regelmäßige Einnahme von Vitamin B_{12} normalisiert den Energiestoffwechsel und trägt so auch zu einer Verringerung der Müdigkeit bei. Zudem unterstützt das Vitamin die Blutbildung, die Funktion des Immunsystems und des Nervensystems. Unser Organismus kann Vitamin B_{12} sehr viel besser aufnehmen und verwerten, wenn es ihm in biologisch aktiver Form (Methylcobalamin, Adenosylcobalamin) und nicht in synthetisch hergestellter (körperfremder) Form (Cyano- oder Hydroxocobalamin) zugeführt wird. Eine optimale Verfügbarkeit bietet die Gabe von Methylcobalamin in Tropfenform unter die Zunge: Zehn Minuten nach der Einnahme steigt der Methylcobalaminspiegel deutlich an. Die Freisetzung von Vitamin B_{12} aus der Nahrung erfolgt im Magen mithilfe bestimmter Verdauungsenzyme (Pepsin, Trypsin), das »freie« Vitamin B wird dann mithilfe des von den Belegzellen gebildeten Intrinsic Factor aufgenommen und an den Dünndarm zur Resorption weitergeleitet.

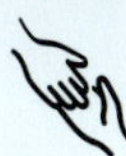

Ideal ist es, Vitamin B_{12} immer nüchtern einzunehmen.

- *Therapieempfehlung: Monopräparat, etwa Methyl B_{12}-Intercell® (Intercell Pharma) in Kapselform oder Methylcobalamin aktiv (Klösterl-Apotheke, München) in Tropfenform. Ein Tropfen enthält 250 Mikrogramm, empfohlen werden pro Tag 400 bis 1000 Mikrogramm.*
- *Anwendungsempfehlung:*
- *Methyl B_{12}-Intercell®: Nehmen Sie täglich eine Kapsel nüchtern oder 30 Minuten vor einer Mahlzeit, zum Beispiel vor dem Frühstück oder Mittagessen, ein.*
- *Methylcobalamin aktiv: Je nach Mangelzustand geben Sie bis zu vier Tropfen täglich nüchtern unter die Zunge. Belassen Sie die Arznei einige Zeit im Mund, bevor Sie sie hinunterschlucken.*

Tipp: Einreibungen nicht bei Entzündungen durchführen

Einreibungen der Schilddrüse dürfen nur dann zum Einsatz kommen, wenn keine Symptome einer Überfunktion der Schilddrüse bestehen beziehungsweise keine Entzündung vorliegt. Das heißt zum Beispiel, dass der TPO-Antikörper-Wert niedrig ist, die unter der Zunge gemessene Körpertemperatur unter 37 Grad liegt und/oder kein Pochen in der Schilddrüse zu spüren ist. In Fällen einer akuten Entzündung bitte kühle Umschläge machen.

Zusätzlich hilft

- *Mittagsschlaf: Ein kurzes Nickerchen wirkt erfrischend und lindert Konzentrationsstörungen. Wichtig ist, dass es nicht länger als maximal 20 Minuten dauert. So verhindern Sie den Wechsel in die tieferen Schlafphasen, was den gegenteiligen Effekt zur Folge hätte: Sie würden sich für den Rest des Tages »wie gerädert« fühlen.*
- *Vollbad zur Belebung: Um sich wieder etwas frischer und vitaler zu fühlen, empfiehlt sich ein Vollbad mit dem Badezusatz Prunus spinosa e floribus W 5 %, Oleum (Wala®). Geben Sie einen Teelöffel Badezusatz auf 200 Liter (35 bis 37 Grad warmes) Badewasser. Sinnvoll sind zwei Vollbäder pro Woche, nicht länger als jeweils 15 bis 20 Minuten.*

Achtung: Stehen Sie bei niedrigem oder schwankendem Blutdruck langsam auf, oder bitten Sie ein Familienmitglied um Unterstützung.

- *Schilddrüseneinreibung mit Rosmarinöl: Massieren Sie Ihre Schilddrüse mit einem Strang (1 bis 2 Zentimeter) der Rosmarin-Salbe 10 % (Weleda) täglich einmal morgens nach dem Aufstehen.*
- *Ein regelmäßiger Schlaf-wach-Rhythmus: Möglichst immer zur gleichen Zeit aufzustehen und ins Bett zu gehen (auch an den Wochen-*

enden), wirkt Ein- und Durchschlafstörungen – und damit Tagesmüdigkeit – entgegen.

- *Eine kalte Dusche am Morgen: Auch einige Spritzer kaltes Wasser ins Gesicht oder ein kühler Armguss regen an.*
- *Springen Sie am Morgen nicht gleich aus dem Bett, geben Sie Körper und Seele einige Minuten Zeit, um wach zu werden.*
- *Sorgen Sie für regelmäßige körperliche Aktivität. Ideal ist, wenn Sie sich dreimal pro Woche (oder öfter) für jeweils mindestens 45 Minuten sportlich betätigen.*
- *Trinken Sie viel (mindestens 1,5 Liter pro Tag).*

Frieren, Kälteempfindlichkeit, niedriger Blutdruck, körperliche Schwäche

Eine häufige Folge des durch eine Schilddrüsenunterfunktion auf »Sparflamme« gedrosselten Organismus ist, dass die Körpertemperatur meist messbar niedriger ist als bei Menschen mit einer normalen Schilddrüsenfunktion (siehe *Seite 51*). Eine der Folgen ist eine ausgeprägte Kälteempfindlichkeit: Rund 92 Prozent der Patienten frieren bei fast jeder Gelegenheit.

Auch auf den Blutdruck wirkt sich ein Mangel an Schilddrüsenhormonen aus. Denn die Schilddrüsenhormone beeinflussen die Weitung der Blutgefäße. Ist der Regulationsmechanismus gestört, kann der Blutdruck sinken. Niedriger Blutdruck ist zwar (anders als Bluthochdruck) keine Krankheit; die durch ihn hervorgerufenen Beschwerden wie Müdigkeit, Antriebsarmut, körperliche Schwäche, »Sternchen«-Sehen oder Schwindel bis hin zur Ohnmachtsneigung können aber die Alltagsaktivitäten beeinträchtigen. Sehr selten steigt der Blutdruck auch an. Dann ist meist der untere diastolische Blutdruckwert auffällig erhöht (etwa 140/110 mmHg).

NATURHEILKUNDLICHE BEHANDLUNG

Homöopathie

Für die im Folgenden aufgeführten Mittel gilt – mit Ausnahme von Graphites – die Anwendungsempfehlung: Nehmen Sie eine Woche lang jeden Morgen drei Globuli ein. Warten Sie eine Woche ab, und wiederholen Sie die Behandlung bei Bedarf.

Barium carbonicum D6: siehe Müdigkeit, *Seite 121 ff.*

Calcium carbonicum D6: siehe Müdigkeit, *Seite 121 ff.*

Gelsemium D30: siehe Müdigkeit, *Seite 121 ff.*

Carbo vegetabilis D6:

- *für Menschen, die sich nie ganz von einer Krankheit, von Blutverlusten oder zu langem Stillen erholt haben*
- *bei großer Schwäche und bei Kälte mit Abneigung, zugedeckt zu werden*

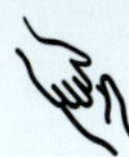

- *große Gleichgültigkeit, Apathie, träge*
- *viele Blähungen und massives Völlegefühl*
- *häufiges Aufstoßen*
- *Ohnmachtsneigung*

Graphites D30:

- *übergewichtige, schlaffe, frierende Menschen, die an Verstopfung leiden*
- *infolge von Kummer oft traurig, furchtsam und unentschlossen*
- *Anfälle wie Ohnmacht mit Zittrigkeit und Schwinden der Kräfte*
- *verdickte und verhärtete Haut, die oft Schwielen oder Risse zeigt*
- *Kopfschmerzen mit Taubheits- und Leeregefühl*
- *lichtscheu*
- *bei Männern: Nachlassen der Erektion während des Geschlechtsverkehrs*
- *Abneigung gegen Sexualität*
- *Anwendungsempfehlung: Nehmen Sie drei Wochen lang jeden zweiten Morgen je drei Globuli ein.*

Ferrum metallicum D6:

- *unregelmäßig und wechselhaft in Stimmung und Kreislauf*
- *sehr geräuschempfindlich*
- *wird schnell rot bei Gemütsbewegungen und ebenso schnell wieder blass*
- *großer Mangel an Lebenswärme*
- *Verlangen nach langsamer Bewegung, Ruhe und Einsamkeit*
- *verträgt keinen Widerspruch*
- *bei Veränderungen im Leben: Pubertät, Menstruation, Wechseljahre*
- *lang anhaltende Kopfschmerzen*
- *große Neigung zu Gewichtszunahme*

Silicea D3:

- *bei gleichgültiger Temperamentslage, aber auch zarte, feine, sensible und nachgiebige Menschen mit sehr schwachem Selbstbewusstsein und Versagensängsten, was mit penibler Genauigkeit zu kompensieren versucht wird*
- *kann sehr eigensinnig, hartnäckig sein*
- *sehr geräusch- und kälteempfindlich*
- *häufige Infekte mit chronischer Nasenverstopfung*
- *blasse Haut, die eine schlechte Wundheilung hat und häufig Abszesse bildet*
- *oft Verstopfung ohne Stuhldrang*
- *Stimulus für Bindegewebsdrainage*

Camphora D6:

- *besonders wirksam, wenn die Symptome zu Beginn einer Erkältung verstärkt auftreten*
- *immer mal wieder dem Kollaps nah; der Puls ist kaum noch wahrnehmbar*
- *sehr kalt, will sich aber nicht zudecken (siehe Carbo vegetabilis, Seite 126)*
- *Hautausschläge durch die Sonne*

Phytotherapie

Urtinktur aus Rosmarin: Rosmarin ist ein »Stärkungsmittel«, das den Kreislauf anregt und tonisierend bei allgemeinen Schwächezuständen und ausgeprägter Kälteempfindlichkeit wirkt (oft besteht gleichzeitig eine Anämie). Wenn man sich für nichts mehr begeistern kann, ist Rosmarin das richtige Mittel, um den Geist zu stimulieren. Interessant ist, dass Personen, denen Rosmarin hilft, ihn oft nicht als Gewürz in Speisen mögen. Bei Kopfschmerzen hilft es, die Schläfen mit einigen Tropfen Rosmarin-Urtinktur einzureiben.

- *Therapieempfehlung: Monopäraparat, zum Beispiel die nach homöopathischen Prinzipien hergestellte Urtinktur Rosmarinus offcinalis ø (Ceres)*
- *Anwendungsempfehlung: Nehmen Sie dreimal täglich je drei Tropfen in etwas Wasser ein.*

Achtung: Bei Bluthochdruck darf das Mittel nicht eingenommen werden!

Urtinktur aus Crataegus: Crataegus (Weißdorn), der zur Familie der Rosengewächse gehört, wird in der Phytotherapie traditionell als Mittel bei Herzschwäche sowie bei leichten Herzrhythmusstörungen eingesetzt. Verwendet werden seine Blätter und Blüten. Sein therapeutischer Effekt – er steigert die Kontraktion des Herzens und verbessert so die Leistungsfähigkeit des Organs – ebenso wie seine Fähigkeit, die Koronargefäße zu erweitern, sind inzwischen auch wissenschaftlich belegt. Auch in der Homöopathie wird Crataegus zur Stärkung des Herzens verwendet. Zudem hat er sich bei kreislaufbedingten Müdigkeitsanfällen und Erschöpfungszuständen sowie zur Regulation des Blutdrucks bewährt: Ein zu hoher Blutdruck wird gesenkt, ein zu niedriger gesteigert.

- *Therapieempfehlung: Monopräparat, etwa die Urtinktur Crataegus ø (Ceres)*
- *Anwendungsempfehlung: Nehmen Sie dreimal täglich je drei Tropfen in etwas Wasser ein.*

Kampfer und Weißdorn in Tropfenform: Kampfer und Weißdorn kommen auch in Kombination zum Einsatz, etwa in Korodin-Herz-Kreislauf-Tropfen® (Robugen).

- *schnell wirksames »Notfallmittel«*
- *hilft bei Kreislaufstörungen*
- *verringert die Schwindelanfälle, die nach schnellem Aufstehen auftreten*
- *Anwendungsempfehlung: Soweit nicht anders verordnet, werden dreimal täglich zehn Tropfen unverdünnt auf die Zunge gegeben. Falls der Geschmack stört, können die Tropfen auch auf ein Stück Zucker, das man im Mund zergehen lässt, oder auf ein Stückchen Brot (Diabetiker), das man zerkaut, gegeben werden.*
- *Bei Schwächeanfällen und drohendem Kollaps werden im Abstand von 15 Minuten jeweils fünf bis zehn Tropfen eingenommen, bis eine Besserung eintritt.*
- *Die Tropfen möglichst lange im Mund behalten und dabei tief einatmen.*
- *Da Kampfer nicht wasserlöslich ist, sollten die Tropfen nicht in Wasser eingenommen*

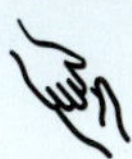

werden. Wichtig ist deshalb auch, fünf Minuten vor und fünf Minuten nach der Einnahme nichts zu trinken.

Zusätzlich hilft

- *Rosmarintee: Übergießen Sie für 1 Person einen Teelöffel (2 Gramm) getrocknete oder zwei Teelöffel klein geschnittene frische Rosmarinblätter mit 150 Milliliter kochend heißem Wasser. Lassen Sie den Sud zehn Minuten lang ziehen, dann seihen Sie ihn ab. Trinken Sie morgens und mittags jeweils eine Tasse Rosmarintee. Wegen seiner stimulierenden Wirkung bietet sich Rosmarintee auch als Alternative zu Kaffee oder Schwarztee an.*
- *Rosmarinbad: Wenn Sie keinen Rosmarintee mögen, können Sie auch ein Bad mit Rosmarin nehmen. Kochen Sie dafür eine Handvoll Rosmarinblätter in 1 Liter Wasser auf, lassen Sie das Ganze mindestens 30 Minuten lang ziehen, und seihen Sie dann ab. Fügen Sie den Sud dem warmen Badewasser zu.*

Achtung: Wegen seiner belebenden Wirkung sollten Sie am Abend kein Rosmarinbad nehmen.

- *Trinken Sie viel, und achten Sie auf eine ausgewogene Ernährung.*
- *Regelmäßige sportliche Betätigung, wie Radfahren, Schwimmen, Tanzen, tut gut.*
- *Bürstenmassagen: zum Herzen hin*
- *Wechselduschen: abwechselnd warm und kalt duschen, mit kaltem Wasser beenden*

Wassereinlagerungen, teigige, trockene Haut, Zungenschwellung

Schwellungen durch Wassereinlagerungen (vor allem im Gesicht, an den Lidern und/oder in den Beinen), aber auch eine aufgedunsen wirkende, teigig geschwollene, trockene, raue und kühle Haut sind sehr häufige Begleiterscheinungen einer Schilddrüsenunterfunktion: 87 Prozent der Betroffenen leiden darunter. Verantwortlich sind zwei unterschiedliche Mechanismen: In dem einen Fall ist das Gewebe durch Flüssigkeit angeschwollen, weil sich die verminderte Versorgung der Körperzellen mit Schilddrüsenhormonen auch ungünstig auf den Wasserhaushalt auswirkt. In dem anderen Fall haben sich bestimmte Zucker-Eiweiß-Verbindungen des Bindegewebes (Glykosaminoglykane) in der Unterhaut abgelagert. Mediziner gehen davon aus, dass vor allem die verminderte Wirkung von T3 für den unzureichenden Abbau der Glykosaminoglykane verantwortlich ist. Diese auch als Myxödem bezeichneten teigigen Auftreibungen können lokal begrenzt auftreten (zum Beispiel »aufgedunsenes« Gesicht, Schwellungen um die Augenhöhlen) oder den ganzen Körper betreffen. Sogar die Lippen können verdickt oder die Zunge kann geschwollen sein und zu einer rauen, verwaschenen Sprechweise führen.

Tipp: Wassereinlagerungen oder Myxödem?

Ob Wassereinlagerungen oder ein Myxödem für die Schwellungen verantwortlich sind, lässt sich durch einen Handgriff ermitteln: Bleibt beim Druck auf die betroffene Hautpartie keine Delle zurück, liegt ein Myxödem vor. Ist der Abdruck deutlich sichtbar, spricht dies für Wassereinlagerungen.

NATURHEILKUNDLICHE BEHANDLUNG

Homoöpathie

Silicea D3: siehe Frieren, *Seite 126 ff.*

Schüßler-Therapie

Nr. 8 Natrium chloratum D6: Salz des Flüssigkeitshaushalts. Eine der wichtigsten Aufgaben von Natrium chloratum (Natriumchlorid = Kochsalz) ist die Regulation des Wasserhaushalts im Körper und in den Körperzellen. Zudem nimmt das Schüßler-Salz Einfluss auf die Beschaffenheit der Schleimhäute und auf das Funktionieren der Ausscheidungsorgane. Seine wichtigsten Anwendungsgebiete sind die Ausschwemmung von Wassereinlagerungen und die Linderung von Beschwerden infolge trockener Schleimhäute. Es hilft aber auch bei Verdauungsproblemen wie Durchfall und Verstopfung (siehe *Seite 134 f.*), insbesondere, wenn diese auf einer Störung des Flüssigkeitshaushalts beruhen. Sehr wichtig ist Natrium chloratum zudem für die Säurebildung im Magen. Menschen, die Natrium chloratum benötigen, sind sehr sensibel, grübeln viel und neigen dazu, (zu lange) an Altem festzuhalten. Zudem sind sie oft »nah am Wasser gebaut«. Bei sehr großer Trauer kann es aber auch sein, dass sie unfähig sind zu weinen.

~ *Anwendungsempfehlung: Lassen Sie dreimal täglich je eine Tablette langsam im Mund zergehen.*

Tipp: Hitze meiden!

Vermeiden Sie Sauna, heiße Duschen und heiße Bäder. Denn Hitze fördert die Wassereinlagerungen.

Phytotherapie

Urtinktur aus Schachtelhalm: Der Schachtelhalm oder Ackerschachtelhalm (Equisetum arvense) gehört zu den bekanntesten harntreibenden Mitteln. Wegen ihres hohen Anteils an Kieselsäure wirkt die Heilpflanze auch stabilisierend und festigend auf das Bindegewebe. Dank dieser Kombination ist der Schachtel-

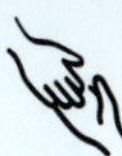

halm auch ein bewährtes Mittel zur Ausleitung von Wassereinlagerungen (Ödemen).

- *Therapieempfehlung: Monopräparat, zum Beispiel die Urtinktur Equisetum arvense ø (Ceres)*
- *Anwendungsempfehlung: zweimal täglich jeweils morgens und mittags fünf Tropfen in einem halben Glas Wasser einnehmen.*

Achtung: Bei Wassereinlagerungen aufgrund einer Herz- oder Nierenfunktionsstörung darf Schachtelhalm nicht zum Einsatz kommen!

Zusätzlich hilft

- *Vollbad gegen Störungen der Flüssigkeitsverteilung: Zur Anregung des Flüssigkeitsstoffwechsels hat sich ein- bis zweimal pro Woche ein Vollbad mit Aesculus-Essenz (Wala®) bewährt. Geben Sie zwei Teelöffel der Essenz auf 200 Liter Badewasser (35 bis 37 Grad).*
- *Beine hochlagern: Bei Wassereinlagerungen in den Beinen hilft es, diese immer mal wieder hochzulagern.*
- *Trinken Sie viel. Das kurbelt den Stoffwechsel an, wodurch es zu einem ausgeglichenen Flüssigkeitsverhältnis im Körper kommt.*

Gewichtszunahme

Eine Begleiterscheinung, die viele Hashimoto-Patienten besonders stark belastet, ist die ungewollte Zunahme an Gewicht: Von Monat zu Monat, oft auch von Woche zu Woche zeigt die Waage mehr Kilos an, ohne dass mehr oder anders gegessen wird. Meist ist nicht allein der Mangel an Schilddrüsenhormonen, sondern auch eine gestörte Darmflora beziehungsweise Darmbarriere (siehe *Seite 43*) ursächlich verantwortlich. Wird der Darm wieder in seine natürliche Balance gebracht, wird dem »Gewichtsproblem« effektiv entgegengewirkt.

NATURHEILKUNDLICHE BEHANDLUNG

Homöopathie

Calcium carbonicum D6: siehe Müdigkeit, *Seite 121 ff.*

Ferrum metallicum D6: siehe Frieren, *Seite 126 ff.*

Graphites D30: siehe Frieren, *Seite 126 ff.*

Fucus vesiculosus D4: Blasentang überzeugt vor allem zu Beginn der Behandlung durch seine stoffwechselanregende Wirkung, die auf dem organisch gebundenen Jod beruht.

- *Anwendungsempfehlung: Entweder drei Tropfen täglich oder fünf Globuli morgens, kurz nach dem Aufstehen.*

Besonders bewährt hat sich, wenn Sie begleitend zur homöopathischen Behandlung vier Wochen lang ein Intervallfasten (siehe *Seite 61*) durchführen und Nahrungsmitteln mit einer niedrigen glykämischen Last (siehe *Seite 77*) den Vorzug geben.

Tipp: Jodhaltiger Tang

Das im Blasentang und im Fingertang enthaltene Jod kann die Schilddrüse gut zur Verbesserung ihrer Funktion nutzen. Dass das Mittel für Sie das Richtige ist, merken Sie daran, dass sich relativ rasch auch Ihr Leistungsniveau und Ihre Stimmung verbessern. Jodempfindliche Personen (siehe *Seite 29*) sollten jedoch Vorsicht walten lassen und gegebenenfalls auf eine Einnahme verzichten. Wenn Sie trotzdem einen Versuch wagen möchten: Bei einer Unverträglichkeit sind im Allgemeinen eher leichte Nebenwirkungen wie ein feinschlägiger Tremor der Finger zu erwarten. Die Erscheinungen vergehen jedoch von selbst, wenn Sie das Mittel wieder abgesetzt haben.

Phytotherapie

Fingertang: Der Fingertang, eine im Nordatlantik beheimatete braune Meeresalge (Laminaria digitata), ist in der Lage, aus dem Meereswasser speziell das Element Jod anzureichern und als Eiweißverbindung einzulagern. Dieses organisch gebundene Jod kann der menschliche Organismus besonders leicht verstoffwechseln. Außerdem unterstützt Fingertang die Gewichtsreduktion.

- *Therapieempfehlung: Kombinationspräparat aus getrocknetem Fingertang und L-Tyrosin, einer Vorstufe der Schilddrüsenhormone, zum Beispiel Fingertang (Klösterl-Apotheke, München)*
- *Anwendungsempfehlung: Nehmen Sie täglich eine Kapsel mit ausreichend Flüssigkeit nach einer Mahlzeit ein.*

Amara-Dilution: Dieses Arzneimittel besteht aus einer Mixtur unterschiedlicher, überwiegend bitterstoffhaltiger Pflanzen wie Löwenzahn, Tausendgüldenkraut und Wermutkrautextrakt. Bitterstoffe wirken sich positiv auf die Darmflora aus und helfen beim Abnehmen. Außerdem haben sie einen verdauungsfördernden Effekt, indem sie die Magensaftbildung anregen und die Tätigkeit von Galle und Bauchspeicheldrüse unterstützen. Gleichzeitig versorgen sie den Körper mit basischen Mineralstoffen und neutralisieren so auch einen möglichen Überschuss an Säuren (siehe *Seite 69*).

- *Therapieempfehlung: Zum Beispiel Amara Tropfen (Weleda)*
- *Anwendungsempfehlung: Nehmen Sie dreimal täglich je 15 Tropfen in ausreichend Flüssigkeit nach dem Essen ein.*

Flohsamenschalen als Pulver: Als wichtiges Mittel der Darmsanierung (siehe *Seite 59 f.*) helfen Flohsamenschalen auch beim Abnehmen. Durch ihre Fähigkeit, um das Vierzigfache ihres Volumens aufzuquellen, wenn sie mit Flüssigkeit in Berührung kommen, wird das Sättigungsgefühl reguliert: Man fühlt

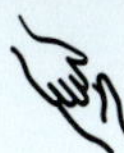

sich länger satt, Heißhungerattacken werden vermieden. Unterstützt wird dieser Effekt, da die Flohsamenschalen den Blutzuckerspiegel senken und so die Insulinantwort verbessern (siehe *Seite 76 f.*). Außerdem sind sie ein sehr effektives Mittel gegen Verstopfung (siehe *Seite 134 f.*) oder zur Senkung erhöhter Cholesterinwerte.

- *Therapieempfehlung: Verwenden Sie ausschließlich reine Flohsamenschalen ohne Zusatzstoffe (erhältlich zum Beispiel im Reformhaus).*
- *Anwendungsempfehlung: Trinken Sie täglich dreimal je einen Teelöffel Flohsamenschalen, eingerührt in 100 Milliliter Wasser, in einem Zug (damit die Flohsamen nicht eindicken): am Morgen auf leeren Magen (etwa 30 Minuten vor dem Frühstück) und dann jeweils vor dem Mittag- und Abendessen.*

Trinken Sie nach jedem Flohsamencocktail jeweils weitere 200 Milliliter Wasser nach. Achten Sie während der Behandlung generell auf eine ausreichend hohe Flüssigkeitszufuhr, damit die Flohsamen ausreichend aufquellen können; andernfalls droht eine Verstopfung. Nehmen Sie Flohsamen immer in aufrechter Haltung (Sitzen oder Stehen) ein, auf diese Weise setzt die Quellwirkung erst im Magen ein. Gelegentlich können Blähungen auftreten. Bei empfindlichen Personen empfiehlt sich deshalb eine einschleichende Dosierung.

Achtung: Nicht angewendet werden dürfen Flohsamenschalen, wenn eine Divertikulose/Divertikulitis besteht.

Zusätzlich hilft

- *Kur mit Löwenzahn-/Schafgarbentee: Mischen Sie je einen halben Teelöffel getrockenes Löwenzahnkraut und getrocknetes Schafgarbenkraut. Übergießen Sie einen Teelöffel (2 Gramm) der Mischung mit 150 Milliliter kochend heißem Wasser. Lassen Sie den Sud fünf Minuten lang ziehen, seihen Sie ihn ab, und trinken Sie eine Tasse davon 15 Minuten vor dem Essen. Als Kur empfiehlt sich – in Absprache mit Ihrem Therapeuten – eine Behandlungsdauer von drei Wochen.*
- *Stellen Sie Ihre Ernährung um. Anregungen finden Sie ab* Seite 70.
- *Werden Sie körperlich aktiv! Jeden Tag 10 000 Schritte gehen und dreimal pro Woche den Puls 45 Minuten auf Trab bringen – das steigert den Grundumsatz, also jene Energie, die der Körper zur Aufrechterhaltung der Lebensfunktionen benötigt. Je höher der Grundumsatz, desto höher der Kalorienverbrauch.*
- *Trinken Sie viel: Die Flüssigkeitszufuhr kurbelt den Stoffwechsel an.*
- *Achten Sie auf genügend Schlaf. Schlafmangel kann überschüssige Pfunde zur Folge haben.*
- *Ergreifen Sie Maßnahmen zum Stressabbau, wenn Sie ein »Stressesser« sind.*

Verstopfung

Wenn die Darmentleerung seltener als ein- bis zweimal pro Woche stattfindet, liegt eine Verstopfung (Obstipation) vor. Wegen der längeren Verweildauer ist der Stuhl oft hart und kann nur unter Schmerzen abgesetzt werden. Zwischen den Stuhlentleerungen leiden viele Betroffene unter Völlegefühl, Blähungen und oft auch unter (krampfartigen) Bauchschmerzen. Von Verstopfung sind infolge der verlangsamten Darmtätigkeit knapp 60 Prozent der Hashimoto-Patienten betroffen. Zur Bekämpfung einer Verstopfung reicht es in der Regel allein nicht aus, das Defizit an Schilddrüsenhormonen auszugleichen. Mindestens ebenso wichtig ist eine Darmsanierung (siehe *Seite 59 f.*).

NATURHEILKUNDLICHE BEHANDLUNG

Homöopathie

Graphites D30: . siehe Frieren, *Seite 126 ff.*

Schüßler-Therapie

Nr. 8 Natrium chloratum D6: siehe Wassereinlagerungen, *Seite 129 f.*

Phytotherapie

Flohsamenschalen als Pulver: siehe Gewichtszunahme, *Seite 131 ff.*

Urtinktur aus Löwenzahn: Löwenzahn (Taraxacum officinale) gilt als eine der wichtigsten Heilpflanzen zur Stärkung der Leber und zur Steigerung ihrer Entgiftungsleistung. Wird im Darm festgehalten, was längst ausgeschieden werden müsste, reagiert immer auch die Leber mit. Umgekehrt gehen mit einer träge gewordenen, in ihrer Funktion geschwächten Leber sehr häufig auch Verdauungsprobleme wie Blähungen, Völlegefühl und Verstopfung einher. Hier kann der Löwenzahn dank seines hohen Gehalts an Bitterstoffen wertvolle Dienste leisten: zum einen durch seine anregende Wirkung auf die Stoffwechselaktivität der Leber und die Gallensaftproduktion (für eine bessere Fettverdauung), zum anderen durch seine Fähigkeit, die Bewegungsbereitschaft von Magen und Darm zu fördern. Zudem regt Löwenzahn den Appetit an.

- *Therapieempfehlung: Monopräparat, zum Beispiel die nach homöopathischen Prinzipien hergestellte Urtinktur Taraxacum ø (Ceres)*
- *Anwendungsempfehlung: Nehmen Sie dreimal täglich drei Tropfen in Wasser ein.*

Achtung: Bei einem Verschluss der Gallenwege oder bei Gallensteinen darf das Mittel nicht angewendet werden.

Zusätzlich hilft

- *Trinken Sie morgens auf nüchternen Magen ein Glas kaltes Wasser oder Fruchtsaft. Die Kälte löst den Stuhlreflex aus.*

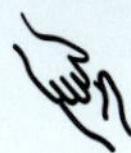

- *Weichen Sie abends einige getrocknete Feigen, Aprikosen oder Dörrpflaumen in einem halben Glas Wasser ein, und lassen Sie das Ganze abgedeckt bei Zimmertemperatur über Nacht stehen. Essen Sie am nächsten Morgen die Früchte vor dem Frühstück, und trinken Sie das Einweichwasser.*
- *Massieren Sie morgens vor dem Aufstehen zehn Minuten den Bauch mit kreisenden Bewegungen im Uhrzeigersinn.*
- *Trinken Sie viel, um die Stuhlkonsistenz weich zu halten.*
- *Verzichten Sie auf harntreibende Getränke wie Kaffee, Schwarztee oder Cola.*
- *Unterdrücken Sie den Stuhldrang nicht, sondern gehen Sie bald zur Toilette, wenn er sich einstellt.*
- *Sorgen Sie für regelmäßige Bewegung, das trainiert auch den Darm.*

Depressive Verstimmung, Entschlusslosigkeit

Eine »echte« Depression ist bei einer Hashimoto-Thyreoiditis-bedingten Schilddrüsenunterfunktion eher selten. Häufiger sind es die typischen Merkmale einer depressiven Verstimmung wie Freudlosigkeit, gedrückte Stimmung, Antriebslosigkeit, Konzentrations- und Denkstörungen, die den Betroffenen zu schaffen machen. Auffällig oft dominiert dabei eine ausgeprägte Form von Entschlusslosigkeit: Man weiß nicht genau, was man möchte, hat Schwierigkeiten, sich festzulegen oder sich mit bestimmten Situationen auseinanderzusetzen, und man empfindet sich oft als zu passiv und zu träge im Denken. Ausgangspunkt kann ein Mangel des Nervenbotenstoffs (und Gewebshormons) Serotonin (siehe Kasten, *Seite 136*) sein, von dem Hashimoto-Patienten überdurchschnittlich oft betroffen sind.

NATURHEILKUNDLICHE BEHANDLUNG

Homöopathie

Für die im Folgenden aufgeführten Mittel gilt die Anwendungsempfehlung: Nehmen Sie eine Woche lang jeden Morgen drei Globuli ein. Warten Sie eine Woche ab, und wiederholen Sie die Behandlung bei Bedarf.

Helleborus D30:

- *Abstumpfung und geistige Dumpfheit*
- *langsame Geistestätigkeit, kann nur langsam antworten*
- *schwaches Gedächtnis*
- *Der Geist ist völlig leer.*
- *Konzentrationsschwierigkeiten*
- *Kälteempfindlichkeit*
- *Verschlechterung aller Symptome zwischen 16 und 20 Uhr*

Acidum phosphoricum D30:

- *apathisch, ausgebrannt und lustlos*
- *gleichgültig äußeren Reizen gegenüber*

- *kann seine Gedanken nicht sammeln, nicht »fokussiert« denken*
- *sehr nachgiebige Menschen von sanftem Wesen, die ausgenutzt wurden*
- *sehr träge und gleichgültig*
- *häufig Folge von Kummer wie enttäuschter Liebe oder der Verlust eines geliebten Menschen (siehe auch Aurum,* Seite 122*)*
- *viel Appetit auf frische Nahrungsmittel, wie zum Beispiel Obst*

»GLÜCKSHORMON« SEROTONIN

Die Rolle von Serotonin ist vielseitig: Unter anderem regt es die Darmperistaltik an, wirkt gefäßaktiv und fördert die Blutgerinnung. Auch im zentralen Nervensystem beeinflusst Serotonin die unterschiedlichsten Prozesse, darunter unseren Schlaf-wach-Rhythmus, unseren Antrieb und unsere Gemütsverfassung. Wegen seiner stimmungsaufhellenden Wirkung wird Serotonin auch als »Glückshormon« bezeichnet.

- *Mangel an Lebenswärme*
- *Haarausfall nach Kummer*

Phytotherapie

Griffonia (Afrikanische Schwarzbohne): Zur Linderung von depressiven Verstimmungen und den damit verbundenen psychischen Beeinträchtigungen kennt die ganzheitliche Medizin Griffonia simplicifolia, eine Schlingpflanze, die in West- und Zentralafrika beheimatet ist. Die hierzulande erhältlichen Nahrungsergänzungsmittel enthalten einen pflanzlichen Extrakt aus ihren Samen. Seine antidepressive Wirkung verdankt der Griffonia-Extrakt seinem hohen Anteil an freiem 5-Hydroxytryptophan (5-HTP). Diese Aminosäure kommt auch in unserem Körper vor, wo sie als Zwischenstufe der Serotoninsynthese vollständig zu Serotonin umgesetzt wird. Das durch die Einnahme von Griffonia zugeführte 5-HTP sorgt für eine vermehrte Serotoninbildung.

- *Therapieempfehlung: Monopräparat, zum Beispiel Griffonia 50 Serolution® (Biogena) oder Griffonia 100 (Klösterl-Apotheke, München), jeweils in Kapselform*
- *Anwendungsempfehlung:*
- *Griffonia 50 Serolution®: täglich eine Kapsel 30 Minuten vor dem Zubettgehen*
- *Griffonia 100: zweimal täglich je eine Kapsel zu einer Mahlzeit einnehmen*

Achtung: Beide Mittel dürfen nicht in der Schwangerschaft und Stillzeit und nicht

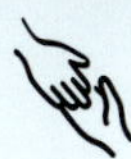

gleichzeitig mit Antidepressiva eingenommen werden. In höheren Dosierungen können die Präparate Nebenwirkungen wie Übelkeit, Erbrechen, Durchfall, Schlafstörungen oder Kopfschmerzen haben. Fragen Sie vor der Einnahme Ihren Therapeuten um Rat.

Zusätzlich hilft

- *Omega-3-Fettsäuren scheinen eine stimmungsaufhellende Wirkung zu haben, wie verschiedene Untersuchungen (zum Beispiel von italienischen Wissenschaftlern der sizilianischen Universität Catania 2014) nahelegen. Deshalb: Achten Sie auf eine ausgewogene Ernährung, die reich an Omega-3-Fettsäuren ist (siehe Seite 73 f.). Wenn Sie keinen Fisch mögen, nehmen Sie regelmäßig Fischölkapseln ein. Für Vegetarier empfehlen sich folgende gute Omega-3-Lieferanten:*
- *Verwenden Sie für Ihre Salatsoße Leinöl, Walnussöl oder Hanföl, am besten gemischt mit kalt gepresstem Olivenöl.*
- *Walnüsse bieten sich als idealer Snack für zwischendurch an.*
- *Mischen Sie Leinsamen, Sesam und Chiasamen ins Müsli oder in den Joghurt.*
- *Bewährt hat sich auch eine Behandlung mit dem pflanzlichen Adaptogen Rhodiola rosea (siehe Seite 123).*
- *Planen Sie jeden Tag ganz bewusst genug Zeit für sich ein, in der Sie nur Dinge tun, die Ihnen Freude bereiten.*
- *Wer regelmäßig sportlich aktiv ist, steigert automatisch die Serotonin-Produktion in seinem Körper; der Effekt ist wissenschaftlich belegt.*

Sexuelle Unlust

Produziert die Schilddrüse zu wenig Hormone, hat dies – nicht zuletzt aufgrund der Wechselwirkungen zwischen Schilddrüsen- und Sexualhormonen – oft auch negative Auswirkungen auf unsere Libido: Das Verlangen nach Sex schwindet, Sexualität wird kaum (oder gar nicht) mehr als lustvoll erlebt. Bei männlichen Hashimoto-Patienten gesellen sich meist zusätzlich Potenzprobleme wie Erektionsstörungen hinzu.

NATURHEILKUNDLICHE BEHANDLUNG

Homöopathie

Sepia D30:

- *will überhaupt nicht berührt werden*
- *großer Mangel an Lebenswärme*
- *emotionaler Stillstand*
- *Beschwerden in Verbindung mit hormoneller Umstellung wie Schwangerschaft, Entbindung, Wechseljahre, Einnahme der Pille*
- *prämenstruelles Syndrom*
- *Schmerzen beim Geschlechtsverkehr*
- *will Beruf und Verantwortung aufgeben; keine Lust auf Haushalt*

- *wird leicht ohnmächtig*
- *ärgerliche Gereiztheit*
- *depressiv, muss viel weinen*
- *Gleichgültigkeit, Rückzug*
- *verdickte Haut*
- *Schuppenflechte (Psoriasis)*
- *Anwendungsempfehlung: Nehmen Sie eine Woche lang jeden Morgen drei Globuli ein. Warten Sie eine Woche ab, bei Bedarf wiederholen Sie die Behandlung.*

Graphites D30: siehe Frieren, *Seite 126 ff.*

Phytotherapie

Die Macawurzel (Lepidium meyenii) aus dem Hochland Perus wird in Südamerika seit Jahrhunderten als Aphrodisiakum eingesetzt; aktuelle Untersuchungen bescheinigen ihr positive Effekte auf sexuelle Funktionsstörungen wie Libidomangel und Potenzprobleme. Einen direkten Einfluss auf den Hormonhaushalt scheint die Macawurzel jedoch nicht zu haben.

- ***Therapieempfehlung:*** *Kombinationspräparat, zum Beispiel Maca Energy (Biogena). Das Präparat enthält standardisierte Pflanzenextrakte aus der Maca- und Ginsengwurzel sowie aus Guarana und natürlichem Koffein. Zugleich zielen die Inhaltsstoffe darauf ab, die körperliche und geistige Leistungsfähigkeit zu verbessern.*
- ***Anwendungsempfehlung:*** *Dreimal täglich je eine Kapsel mit viel Flüssigkeit zwischen den Mahlzeiten einnehmen; für koffeinempfindliche Menschen empfiehlt sich die Einnahme zu einer Mahlzeit.*

Zusätzlich hilft

- *Setzen Sie sich nicht unter Druck! Sexuelle Lust kann man nicht erzwingen. Im Gegenteil: Das Gefühl, zu müssen, auch wenn einem nicht der Sinn danach steht, wirkt erst recht der Lust am Sex entgegen. Vertrauen Sie darauf, dass sich Ihr sexuelles Desinteresse mit einer Behandlung Ihrer Hashimoto-Thyreoiditis legen wird.*
- *Stress ist ein Lustkiller! Wenn Sie immer wieder Stressbelastungen ausgesetzt sind, versuchen Sie, diese zu verringern. Erlernen Sie eine Entspannungstechnik!*
- *Nehmen Sie sich ab und zu gemeinsam mit Ihrem Partner bewusst eine Auszeit vom Alltag für gemeinsame Unternehmungen oder für ein Gespräch.*

Tipp: Holen Sie sich Hilfe!

Gehen Sie in Ihrer Partnerschaft das Thema offen an, und holen Sie sich gegebenenfalls Rat bei einem erfahrenen Sexual- oder Paartherapeuten. Ihr Partner sollte Bescheid wissen, dass nicht er der Grund für Ihre sexuelle Unlust ist, sondern Ihre Erkrankung. Und: Vielleicht finden Sie gemeinsam (neue oder andere) Wege, Ihrer Lustlosigkeit entgegenzuwirken.

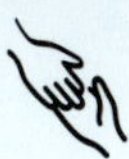

Haarausfall

Aus therapeutischer Sicht besteht ein Haarausfall, wenn der Verlust von Haaren über das normale Maß hinausgeht und sichtbar mehr Haare ausfallen als gewöhnlich (pro Tag mehr als 100 Haare). Rund die Hälfte der Hashimoto-Patienten ist davon betroffen, denn ein Mangel an Schilddrüsenhormonen stört auch den Zyklus des Haarwachstums. Das reicht bis hin zu einem deutlichen Verlust des Haarvolumens (Alopezia diffusa) oder sichtbaren kahlen Stellen auf dem Kopf (Alopezia areata). Außerdem ist ihr Haar meist trocken, spröde, dünn und bricht schnell. Auch die Kopfhaut kann bei Hashimoto-Patienten oft trocken sein.

NATURHEILKUNDLICHE BEHANDLUNG

Homöopathie

Für die im Folgenden aufgeführten Mittel gilt – bis auf Graphites – die Anwendungsempfehlung: Nehmen Sie eine Woche lang täglich drei Globuli morgens ein. Warten Sie eine Woche ab, und wiederholen Sie gegebenenfalls die Behandlung.

Aurum metallicum D4: siehe Müdigkeit, *Seite 121 ff.*

Barium carbonicum D6: siehe Müdigkeit, *Seite 121 ff.*

Calcium carbonicum D6: siehe Müdigkeit, *Seite 121 ff.*

Carbo vegetabilis D6: siehe Frieren, *Seite 126 ff.*

Graphites D30: siehe Frieren, *Seite 126 ff.*

Sepia D30: siehe Sexuelle Unlust, *Seite 137 ff.*

Silicea D3: siehe Frieren, *Seite 126 ff.*

Acidum phosphoricum D6:

- *Haarausfall nach Kummer und Schicksalsschlägen*
- *frühes Ergrauen der Haare*
- *bei nervöser Erschöpfung*

Lycopodium D30:

- *Haarausfall bei Menschen, die gleichzeitig unter Leberschwäche leiden*
- *Geheimratsecken, frühes Ergrauen*
- *viele Blähungen*

Schüßler-Therapie

Nr. 5 Kalium phosphoricum D6: Salz der Nerven und Psyche, es bietet sich vor allem bei kreisrundem Haarausfall und nervöser Erschöpfung an.

- *Menschen, die zu Schwermut und Pessimismus neigen. Mit Veränderungen tun sie sich schwer, und oft fehlt es ihnen an Durchhaltevermögen.*
- *Anwendungsempfehlung: Lassen Sie täglich morgens, mittags und abends mindestens vier Wochen lang jeweils eine Tablette langsam im Mund zergehen.*

Phytotherapie

Kopfhautmassagen mit Rosmarinöl: Rosmarin wird traditionell eine anregende Wirkung auf das Haarwachstum zugeschrieben. Verwendet wird meist Rosmarinöl, das mit sanften kreisenden Bewegungen in die Kopfhaut einmassiert wird. Wegen seiner starken Wirkung wird es jedoch immer mit anderen Ölen vermischt.

- *Anwendungsempfehlung: Erhitzen Sie 250 Milliliter Olivenöl in einem Topf, es sollte jedoch nicht kochen. Schütten Sie das warme Öl in ein Glas, und geben Sie fünf Tropfen Rosmarinöl sowie drei bis vier frische (oder zwei getrocknete) Rosmarinzweige dazu. Wenn das Öl auf lauwarm abgekühlt ist, massieren Sie es sanft in die Kopfhaut ein. Wickeln Sie ein Handtuch um die Haare, und lassen Sie das Öl mindestens 30 Minuten einwirken. Anschließend spülen Sie die Haare mit lauwarmem Wasser aus.*

Übrigens: Rosmarinöl ist auch als Fertigprodukt erhältlich, zum Beispiel Rosmarin Haarwasser (Weleda).

Zusätzlich hilft

- *Waschen Sie Ihre Haare mit milden, natürlichen Shampoos mit einem basischen pH-Wert (7,4 und mehr) und ohne chemisch-synthetische Inhaltsstoffe.*
- *Verzichten Sie auf eine chemische Haarfärbung.*

Angstzustände mit Herzrasen und/oder Herzstolpern

Dieser Symptomenkomplex ist eigentlich typisch für eine Schilddrüsenüberfunktion (siehe *Seite 45 f.*). Es kommt jedoch vor, dass auch Hashimoto-Patienten davon betroffen sind. Hierfür sind meist zwei Auslöser verantwortlich. Der erste betrifft vor allem jodempfindliche Personen (siehe *Seite 29*). Nachdem sie einige Wochen lang L-Thyroxin eingenommen (und sich zunächst auch spürbar besser gefühlt) haben, kippt der therapeutische Effekt plötzlich ins Gegenteil: Der Betroffene leidet unter Unruhe, Schlafstörungen und wird von Ängsten heimgesucht, die sich bis hin zu Panikattacken mit ausgeprägten Symptomen wie Herzrasen, Beklemmungsgefühlen in der Brust, Kurzatmigkeit und/oder Schweißausbrüchen steigern können. In dieser Phase ist der TSH-Wert zwar meist noch im Normbereich, aber mithilfe der Temperaturmessung (siehe *Seite 51*) lässt sich oft schon eine Tendenz in Richtung Schilddrüsenüberfunktion (Werte über 37 Grad) erkennen. In diesem Fall ist meist eine Unverträglichkeit von Jod die Ursache: Jodempfindliche Hashimoto-Patienten reagieren auf den im L-Thyroxin enthaltenen Jodanteil. Wird das Hormon wieder abgesetzt, bessern sich die Beschwerden innerhalb weniger Tage.

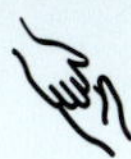

Der zweite Auslöser kann ein Entzündungsschub sein: Durch den Zerfall des Schilddrüsengewebes treten vermehrt Hormone in den Blutkreislauf ein, auf die der Betroffene mit Symptomen einer Schilddrüsenüberfunktion reagiert. Dann heißt es abwarten: Oft pendelt sich die hyperthyreote Stoffwechsellage von selbst wieder ein.

Tipp: Fragen Sie Ihren Therapeuten

Setzen Sie Medikamente – das gilt auch für L-Thyroxin – nie ab, ohne zuvor Rücksprache mit Ihrem Therapeuten zu halten!

NATURHEILKUNDLICHE BEHANDLUNG

Homöopathie

Für die im Folgenden aufgeführten Mittel gilt – bis auf Aconitum napellus – die Anwendungsempfehlung: Nehmen Sie eine Woche lang täglich drei Globuli morgens ein. Warten Sie eine Woche ab, und wiederholen Sie gegebenenfalls die Behandlung.

Calcium carbonicum D6: siehe Müdigkeit, *Seite 121 ff.*

Gelsemium D30: siehe Müdigkeit, *Seite 121 ff.*

Aconitum napellus D30: Wirkt besonders gut bei Entzündungen, wenn die Panikattacken durch Entzündungsprozesse an der Schilddrüse ausgelöst werden.

- *Panikattacken plötzlich und überwältigend; wie ein unerwarteter Angriff*
- *große Enge und Furcht in Menschenmengen – muss sofort raus*
- *erstarrt völlig*
- *Gefühllosigkeit, Kribbeln, Ameisenlaufen und Herzklopfen*
- *Anwendungsempfehlung: Nehmen Sie morgens drei Globuli ein. Tritt nach zwei Tagen keine Besserung ein, wechseln Sie auf die Potenz D60.*

Arsenicum album D30:

- *viele Ängste, kleinliches und zwanghaftes Verhalten*
- *große Angst um die Gesundheit*
- *braucht Gesellschaft, weil die Angst allein und vor allem nachts stark zunimmt*
- *will sich immer absichern, dass alles passt*
- *möchte immer alles kontrollieren*
- *muss den Körper warm und den Kopf kühl haben*
- *äußerliche Kälte, innerliches Brennen*
- *plötzliche Schwäche schon bei geringster Anstrengung*
- *ungeheure Ruhelosigkeit*
- *Sodbrennen*
- *großer Durst*
- *Schwellung unter den Augen*

- *Ekzeme mit trockener Haut, intensivem Brennen und Juckreiz, oft aber das Ganze auch ohne sichtbaren Ausschlag*

Bryonia D30:

- *Im Gegensatz zu Rhus toxicodendron (siehe unten) tut Bewegung nicht gut; zusätzlich schlimmer am Morgen*
- *besser in der Ruhe*
- *Menschen mit großer Angst vor Armut, die ständig über ihre Geschäfte sprechen*
- *Verlangen nach Sicherheit*
- *nüchtern, ordnungsliebend, sparsam, methodisch und zuverlässig*
- *sehr reizbar, ängstlich und traurig*
- *viel Durst auf kaltes Wasser*
- *starke Trockenheit der Schleimhäute*
- *stechende Schmerzen*

Rhus toxicodendron D30:

- *arbeitet hart, oft ernst und ungeduldig, wie von einem inneren Drang getrieben*
- *innerlich sehr ruhelos und ängstlich*
- *viele Sorgen und Befürchtungen, die nachts schlimmer werden*
- *freundlich und doch irgendwie scheu*
- *ruheloser Schlaf, keine Lage ist bequem*
- *fortschreitende Steifheit, die oft nach einer Phase der Überbeanspruchung auftritt*
- *fortgesetze Bewegung verbessert den körperlichen Schmerz und die Steifheit*
- *Steifheit veranlasst immer wieder zum Strecken des Nackens oder der Glieder*
- *Verschlimmerung durch nasskaltes Wetter*

Tipp: Urtinktur aus Hypericum

Die Hypericum-Urtinktur wird aus frisch blühendem Johanniskraut gewonnen. Die Heilpflanze gilt nicht nur als wichtiges Mittel zur Linderung von depressiven Verstimmungen, sondern sie wirkt zudem beruhigend und angstlösend, wenn gleichzeitig eine nervöse Unruhe besteht. Zudem ist das Mittel bei Erschöpfungszuständen hilfreich.

Phytotherapie

Einreibung mit lavendelölhaltiger Creme: Bei innerer Unruhe, (nervös bedingtem) Herzklopfen und Herzangst hat sich eine Kombination aus Aurum und Lavendelöl, zum Beispiel Aurum Lavendula comp. (Weleda), bewährt. Reiben Sie die Haut in der Herzgegend täglich ein- bis zweimal abends und gegebenenfalls morgens mit einem Cremestrang (2 bis 3 Zentimeter) ein.

Urtinktur aus Hypericum (Johanniskraut): siehe *oben stehenden Tipp*

- *Therapieempfehlung: Monopräparat, zum Beispiel Urtinktur Hypericum ø (Ceres).*
- *Anwendungsempfehlung: Nehmen Sie dreimal täglich drei Tropfen in Wasser ein.*

Urtinktur aus Passionsblumenkraut: Die krautigen Pflanzenteile der Passionsblume werden traditionell zur Linderung von nervöser Unruhe und Schlafstörungen einge-

setzt, ihre beruhigenden und angstlösenden Effekte sind auch wissenschaftlich belegt. Besonders geeignet sind Anwendungen der Passionsblumenkraut-Urtinktur für sorgenvolle Menschen mit funktionellen Herzbeschwerden und/oder Spannungskopfschmerzen. Außerdem hilft das Mittel, von Dingen und Menschen Abschied zu nehmen, die nicht (mehr) zu einem passen.

- *Therapieempfehlung: Monopräparat, zum Beispiel die Passionsblumenkraut-Urtinktur Passiflora incarnata ø (Ceres).*
- *Anwendungsempfehlung: Nehmen Sie dreimal täglich drei Tropfen in Wasser ein.*

Urtinktur aus Angelica archangelica: Die Volksmedizin schätzt die Angelikawurzel oder Engelwurz unter anderem zur Linderung von Völlegefühl und Blähungen. Auch hat sie sich bei Panikattacken in Kombination mit inneren Schwächezuständen bewährt. Besonders empfehlenswert ist das Mittel für Personen, die wenig innere Wärme und Sicherheit verspüren oder die das Gefühl haben, »neben sich zu stehen«, etwa weil belastende innere (hormonelle) oder äußere Umstände (zum Beispiel im Familienkreis oder am Arbeitsplatz) drohen, ihre Seele zu überwältigen.

- *Therapieempfehlung: Monopräparat, zum Beispiel die Angelica archangelica ø Engelwurz-Urtinktur (Ceres).*
- *Anwendungsempfehlung: Nehmen Sie dreimal täglich drei Tropfen in Wasser ein.*

Zusätzlich hilft

- *Im akuten Entzündungsschub oder wenn Sie zusätzlich unter Nervosität und großer Unruhe leiden, helfen kühlende Umschläge am Hals.*
- *Trinken Sie bei Herzrasen zügig ein Glas voll eines kalten, kohlensäurehaltigen Getränks. Versuchen Sie danach aufzustoßen. Dadurch erhöht sich vorübergehend der Druck im Brustbereich, wodurch das Herzrasen oft gestoppt werden kann.*
- *Versuchen Sie, in der akuten Angst- oder Paniksituation möglichst bei sich selbst zu bleiben: »Erspüren« Sie den Boden mit Ihren Füßen, die Stuhllehne im Rücken oder die Sitzfläche, auf der Sie sitzen, und konzentrieren Sie sich auf Ihre Atmung.*
- *Reden Sie sich selbst gut zu, um sich zu beruhigen, sich zu trösten.*
- *Setzen Sie sich nicht unnötig unter Druck, etwa mit einem »Nun reiß dich mal zusammen« oder einem »Das konnte nur mir wieder passieren«.*
- *Bei Angst hat sich auch die 4-7-8-Atemübung bewährt: Beim Einatmen innerlich bis vier zählen, die Luft anhalten und bis sieben zählen, dann durch den Mund geräuschvoll ausatmen und dabei bis acht zählen. Mindestens viermal wiederholen. Die Übung hilft dabei, den Herzschlag zu verlangsamen, den Blutdruck zu senken und wieder ruhiger und entspannter zu werden. Zudem hat sich die Atemübung zum besseren Einschlafen bewährt.*

Eisenmangel

Dass und aus welchen Gründen ein Mangel des essenziellen Spurenelements Eisen eine so häufige Begleiterscheinung der Hashimoto-Thyreoiditis ist, wissen Sie bereits (siehe *Seite 64 f.*). Die Homöopathie, Schüßler-Therapie und Phytotherapie kennen weitere bewährte Mittel als Begleittherapie.

NATURHEILKUNDLICHE BEHANDLUNG

Homöopathie

Ferrum metallicum D6: siehe Frieren, *Seite 126 ff.*

Schüßler-Therapie

Nr. 3 Ferrum phosphoricum D3: Salz des Immunsystems, unterstützt den Körper bei der Sauerstoffaufnahme ins Blut und damit bei der Energiegewinnung.

- *Ferrum-phosphoricum-Menschen stellen besonders hohe Anforderungen an sich selbst und wollen es allen recht und alles richtig machen. Dabei überfordern sie sich maßlos. Die eigene Hilfsbereitschaft ist größer als die Selbstfürsorge. Dabei kommt es zu autoaggressiven Prozessen.*
- ***Anwendungsempfehlung:** Lassen Sie dreimal täglich je eine Tablette langsam im Mund zergehen.*

Phytotherapie

Brennnesseltee: Brennnesseln enthalten besonders viel Eisen. Deshalb ist eine kurmäßige Anwendung von Brennnesseltee bei Eisenmangel empfehlenswert.

- ***Anwendungsempfehlung:** Übergießen Sie einen gut gehäuften Esslöffel getrocknete Brennnesselblätter mit 250 Milliliter kochend heißem Wasser. Lassen Sie den Sud zehn Minuten lang ziehen und seihen Sie ihn dann ab. Trinken Sie den Tee in kleinen Schlucken über den Tag verteilt.*

Achtung: Sie sollten nicht mehr als täglich zwei Tassen Brennnesseltee (250 Milliliter) trinken und die Anwendung ohne Absprache mit Ihrem Therapeuten nicht länger als drei Wochen lang durchführen. Da Brennnesseltee stark harntreibend wirkt, für eine ausreichende Flüssigkeitszufuhr (zusätzlich zum Tee mindestens 1,5 Liter) sorgen.

Zusätzlich hilft

Zum Aufbu wie auch zur Anregung des Eisenstoffwechsels bei Schwäche- und Erschöpfungszuständen empfiehlt sich das anthroposophische Mittel Prunuseisen (Wala®), das als Globuli erhältlich ist.

- ***Anwendungsempfehlung:** Nehmen Sie zwei Wochen lang dreimal täglich zehn Globuli ein.*
- *Einige Gewürze enthalten besonders viel Eisen, allen voran **Kardamom, Petersilie und getrocknete Minze**, aber auch **Thymian und***

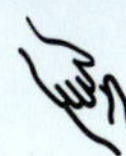

***Sauerampfer**. Verwenden Sie die Kräuter zum Würzen Ihrer Gerichte. Allerdings: Damit der Darm das dreiwertige Eisen in pflanzlichen Lebensmitteln besser aufnehmen kann, sollten Sie zu jeder Mahlzeit ein Glas Orangensaft oder stilles Wasser mit Zitrone trinken.*

- ***Schränken Sie Ihren Konsum von Kaffee, Schwarztee und grünem Tee ein.** Die in ihnen enthaltenen Tannine binden Eisen und machen es damit für den Organismus unverwertbar. Gleiches gilt für die im Rhabarber enthaltene Oxalsäure.*
- *Täglich mindestens ein Glas **roten Saft** (zum Beispiel aus Kirschen, Himbeeren, Johannisbeeren, Roten Beten) trinken.*
- ***Keine Milchprodukte gleichzeitig mit eisenhaltigen Lebensmitteln verzehren,** da Kalzium die Eisenaufnahme hemmt.*

Kloßgefühl im Halsbereich

Ein »Kloß-«, Enge- oder Fremdkörpergefühl im Hals gehört zwar nicht zu den Leitsymptomen einer Hashimoto-Thyreoiditis (und wird von der Schulmedizin deshalb häufig ignoriert), dennoch kommt es vor, dass Hashimoto-Patienten phasenweise oder – selten – anhaltend darunter leiden. Die Gründe sind vielfältig. Oft ist ein Entzündungsschub in der Schilddrüse der Auslöser, mitunter ist aber auch eine Verspannung der Hals- und/oder Schluckmuskulatur die Ursache. Einige Patienten nehmen ein vorübergehendes Kloßgefühl nach einer emotionalen Belastung wahr. Ebenso kann die seltene hypertrophe Form der Hashimoto-Thyreoiditis, bei der die Schilddrüse sich zunehmend vergrößert, ein Kloßgefühl im Hals hervorrufen. Grundsätzlich gilt: Halten die Beschwerden an, sollten Sie auf jeden Fall eine Ultraschalluntersuchung Ihrer Schilddrüse vornehmen lassen. Dies gilt umso mehr, wenn sich zum Engegefühl im Hals weitere Symptome wie anhaltende Schluck- und/oder Atembeschwerden hinzugesellen oder wenn das Kloßgefühl von Schmerzen begleitet wird.

NATURHEILKUNDLICHE BEHANDLUNG

Homöopathie

Für die im Folgenden aufgeführten Mittel gilt die Anwendungsempfehlung: Lassen Sie drei Globuli unter der Zunge zergehen. Lösen Sie drei weitere Globuli in einem Glas Wasser auf, und trinken Sie einen Teelöffel davon etwa zehnmal über den Tag verteilt, bis sich die Symptome bessern. Wiederholen Sie die Anwendung am nächsten Tag, wenn die Beschwerden andauern.

Ignatia D30:

- *wenn emotionale Erregung und Kummer das Druckgefühl im Hals ausgelöst haben*
- *Das Kloßgefühl erstreckt sich häufig nach oben.*

Chamomilla D30:

- *wenn eine ärgerliche Stimmung das Druckgefühl im Hals ausgelöst hat*

Nux Moschata D6:

- *wenn das Kloßgefühl wie eine »Kugel« oder ein »Ball« empfunden wird (hier hilft auch Lycopodium gut, siehe* Seite 139*)*

Spongia D4:

- *wenn es sich mehr wie eine Zusammenschnürung als ein Kloßgefühl anfühlt*

Zusätzlich hilft

- *Im Entzündungsschub oder wenn das Kloßgefühl anlässlich einer emotionalen Belastung auftritt, helfen kühlende Umschläge auf die vordere Halspartie.*
- *Manchmal hilft es, wenn Sie sich den Hals jeweils links und rechts vom Kehlkopf leicht mit Sanddornöl massieren.*
- *Halten Sie kurz die Luft an.*

Muskelschwäche, Muskelschmerzen, Nackenverspannungen

Von Schmerzen oder Krämpfen in den Muskeln, hartnäckigen Muskelverhärtungen, mitunter auch von einer ausgeprägten Muskelschwäche werden mehr als die Hälfte der Hashimoto-Patienten geplagt. Bei einigen kündigen die Muskelbeschwerden einen neuen Entzündungsschub an, oder sie verschlimmern sich während eines Krankheitsschubs. Bei anderen treten sie plötzlich, ohne erkennbare Ursache auf, um dann nach einigen Tagen oder Wochen allmählich wieder nachzulassen. Es kommt aber auch vor, dass die Muskelschmerzen einen chronischen Verlauf nehmen und dann permanent bestehen. Derzeit wird diskutiert, ob die Muskelschmerzen durch eingewanderte, infolge der Autoimmunreaktion auftretende Entzündungszellen hervorgerufen werden. Tatsächlich können bei einigen Hashimoto-Patienten Antikörper gegen bestimmte Bindegewebsfasern in den Muskeln nachgewiesen werden.

Andererseits können auch Nährstoffdefizite Muskelprobleme auslösen, allen voran ein Magnesiummangel, aber auch ein Vitamin-D-Mangel (siehe *Seite 59 f.*) oder Eisenmangel (siehe *Seite 58 f.*) Wird das Nährstoffdefizit konsequent ausgeglichen, lassen auch die Muskelprobleme nach – oder verschwinden sogar vollständig.

Eine besonders häufig betroffene Region ist der Nacken: Durch Verkrampfungen und Verhärtungen der Halsmuskulatur kommt es im Nacken- und oft auch im Schulter-Arm-Bereich zu starken, häufig stechenden Schmerzen, die die Bewegung erheblich beeinträchtigen können. Sogar eine Blockade wie der akute Schiefhals, bei dem der Kopf entweder nach rechts oder links gedreht ist,

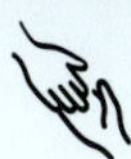

ist möglich. Jeder Versuch, den Kopf wieder in seine normale Position zu bringen, scheitert an den Schmerzen und an der Blockade.

NATURHEILKUNDLICHE BEHANDLUNG

Homöopathie

Acidum phosphoricum D30: siehe Depressive Verstimmung, *Seite 135 ff.*

Arsenicum album D30: siehe Herzrasen, *Seite 140 ff.*

Barium carbonicum D6: siehe Müdigkeit, *Seite 121 ff.*

Calcium carbonicum D6: siehe Müdigkeit, *Seite 121 ff.*

Carbo vegetabilis D6: siehe Frieren, *Seite 126 ff.*

Ferrum metallicum D6: . siehe Frieren, *Seite 126 ff.*

Gelsemium D30: siehe Müdigkeit, *Seite 121 ff.*

Helleborus D30: siehe Depressive Verstimmung, *Seite 135 ff.*

Sepia D30: siehe Sexuelle Unlust, *Seite 137 ff.*

Schüßler-Therapie

Nr. 7 Magnesium phosphoricum D6: Salz der Muskeln und Nerven. Es gilt als »Betriebsstoff« für eine reibungslose Muskel- und Nervenfunktion und ist zudem das »Schmerzmittel« unter den Schüßler-Salzen. Bei jeder Art von Schmerzen bewirkt das Mittel eine rasch einsetzende Linderung.

- *Menschen, die Magnesium phosphoricum benötigen, sind häufig angespannt. Sie haben Angst, den Erwartungen der anderen nicht gerecht zu werden, werden oft von Schamgefühlen geplagt und leiden zudem häufig unter starkem Lampenfieber.*
- ***Anwendungsempfehlung:** Das Mittel wird gern als »Heiße Sieben« (siehe folgenden Tipp) angewendet.*

Tipp: Die »Heiße Sieben«

Lösen Sie zehn Tabletten des Schüßler-Salzes Nr. 7 Magnesium phosphoricum D6 in abgekochtem, warmem Wasser auf (etwa 75 Milliliter). Rühren Sie die Mischung mit einem Holzlöffel (nicht mit einem Metalllöffel!) um. Trinken Sie die Lösung langsam und in sehr kleinen Schlucken. Dabei sollten Sie jeden Schluck eine Weile im Mund behalten, damit die Moleküle des Salzes schnell und effektiv durch die Schleimhaut dringen können.

Orthomolekulare Medizin

Der Mineralstoff Magnesium zeichnet sich vor allem dadurch aus, dass er zum einen entspannend und zum anderen anregend wirkt. Auf diese Weise wirkt er auf den ganzen Körper kräftigend und steigert zudem die Denkleistung. Genau diese Kombination benötigen viele Hashimoto-Patienten, deren Muskeln sich oft gleichzeitig in einem hypo- und hypertonen Zustand befinden: Ihre Muskulatur ist einerseits schwach und nicht belastbar, andererseits permanent leicht verkrampft. Damit Magnesium seine Wirkung voll entfalten kann, kommt es auf die richtige Wirkstoffverbindung an. Zudem ist der Zeitpunkt der Anwendung wichtig: Ideal ist es, Magnesium am Abend einzunehmen.

~ ***Therapieempfehlung:*** *Kombinationspräparat aus sieben verschiedenen Magnesiumverbindungen, zum Beispiel Siebensalz® Magnesium (Biogena). Jede Magnesiumverbindung ist unter den natürlich schwankenden pH-Wert-Bedingungen im Darmtrakt unterschiedlich gut löslich. Das empfohlene Mittel basiert auf einer Mischung aus unterschiedlich löslichen, magnesiumreichen Verbindungen. Hierdurch wird eine gute Magnesiumversorgung erzielt – unabhängig davon, welche pH-Wert-Situation im Magen-Darm-Trakt vorherrscht.*

~ ***Anwendungsempfehlung:*** *Nehmen Sie jeden Abend zwei Kapseln mit Wasser ein.*

Zusätzlich hilft

~ *Bei Muskelschmerzen empfiehlt es sich, die betroffenen Partien ein- bis zweimal täglich, zum Beispiel mit dem anthroposophischen Mittel* ***Birken Rheumaöl mit Arnika*** *(Wala®), einzureiben. Alternativ bieten sich auch täglich ein- bis zweimal durchgeführte ölige Einreibungen, zum Beispiel mit Arnica comp./Formica (Weleda) oder mit Aconit Schmerzöl (Wala®), an. Beide Mittel können auch im Wechsel zum Einsatz kommen.* ***Achtung:*** *Für beide Präparate gilt: Verzichten Sie auf die Einreibungen, wenn Ihre Haut durch eine Verletzung geschädigt ist.*

~ ***Wärmewickel*** *haben unter anderem einen durchblutungsfördernden Effekt, wodurch der Muskel wieder besser mit Sauerstoff versorgt wird. Dadurch wird eine verspannte Muskulatur wieder locker, und Schmerzen lassen nach.*

~ ***Anwendungsempfehlung:*** *Tränken Sie ein Baumwoll- oder Leinentuch in heißem Wasser, wringen Sie es aus und legen Sie es auf die betroffene Muskelpartie. Fixieren Sie das Tuch mit einem Handtuch. 30 Minuten lang einwirken lassen.*

~ *Machen Sie Wärmeanwendungen, zum Beispiel mit* ***Rotlicht oder Fangopackungen*** *(in der Apotheke erhältlich).*

~ ***Moderate Bewegung****, zum Beispiel Schwimmen (bei Nackenverspannungen ist Rückenschwimmen besser geeignet als Brustschwimmen).*

~ *Bei Nackenverspannungen sollten Sie* ***Matratze und Kopfkissen überprüfen****.*

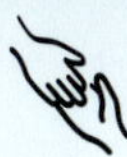

Gelenkschmerzen

Schmerzen in den Gelenken können – wie Muskelschmerzen (siehe *Seite 146 ff.*) – eine Begleiterscheinung der Hashimoto-Thyreoiditis sein. Dennoch sollte nicht außer Acht gelassen werden, dass anhaltende oder wiederkehrende Schmerzen in einem oder mehreren Gelenken immer auch Hinweis auf eine rheumatische Erkrankung sein können, denn einige Hashimoto-Patienten entwickeln weitere Autoimmunerkrankungen. Dazu gehört zum Beispiel ein Lupus erythematodes, bei dem sich die Schmerzen vor allem in den Sprunggelenken bemerkbar machen, oder – häufiger – eine rheumatoide Arthritis. Hieran muss vor allem dann gedacht werden, wenn neben den Schmerzen auch Anzeichen für eine Gelenkentzündung auftreten, so zum Beispiel eine Rötung, Schwellung und Überwärmung eines oder mehrerer Gelenke. In diesen Fällen ist wichtig, sich umfassend rheumatologisch untersuchen zu lassen.

NATURHEILKUNDLICHE BEHANDLUNG

Homöopathie

Rhus toxicodendron D30: siehe Angstzustände, *Seite 140 ff.*

Bryonia D30: siehe Angstzustände, *Seite 140 ff.*

Zusätzlich hilft

- *Sofern keine Entzündungszeichen bestehen, haben sich bei Gelenkschmerzen* ***Einreibungen zur Schmerzlinderung****, zum Beispiel mit Aconit Schmerzöl (Wala®), bewährt.*
- ***Anwendungsempfehlung:*** *Reiben Sie die betroffenen Gelenke ein- bis zweimal täglich mit dem handwarmen Öl ein.*
- *Wirkungsvoll ist ein* ***Salbenverband****, zum Beispiel* ***mit Rhus toxicodendron Salbe*** *(Wala®), mit dem das Gelenk nicht zu stramm, aber auch nicht zu locker umwickelt wird. Tragen Sie die Salbe dafür großzügig auf die betroffene Stelle auf, und umwickeln Sie das Gelenk dann mit einem Mullverband. Sie können den Salbenverband einige Stunden, aber auch nachts angelegt lassen. Alternativ bietet sich die Salbe zur Einreibung an: Tragen Sie ein- bis zweimal täglich die Salbe sanft auf das betroffene Gelenk auf. Beide Maßnahmen haben sich auch bei Muskelschmerzen (siehe* Seite 146 ff.*) bewährt.*
- *Ein* ***warmes Vollbad****, dem zum Beispiel Rheuma Badeöl (Wala®) zugegeben ist, wirkt muskelentspannend und lindert Schmerzen in den Gelenken. Geben Sie einen Teelöffel des Badeöls auf 200 Liter Badewasser (35 bis 37 Grad). Sinnvoll sind zwei Vollbäder pro Woche, für jeweils 15 bis 20 Minuten. Es empfiehlt sich jedoch, die Anwendung nicht länger als zwei bis drei Wochen durchzuführen.*

Karpaltunnelsyndrom

Das Karpaltunnelsyndrom ist oft das frühe Zeichen einer latenten Schilddrüsenunterfunktion. Vermutet wird, dass 35 bis 40 Prozent der Hashimoto-Patienten betroffen sind. Die Dunkelziffer dürfte allerdings deutlich höher liegen, da die Ärzte – meist Orthopäden – nicht an einen möglichen Zusammenhang mit der Schilddrüse denken. Ein möglicher Grund hierfür könnte eine durch den Schilddrüsenhormonmangel hervorgerufene Verlangsamung der peripheren Nervenleitgeschwindigkeit sein. Dadurch wird insbesondere der mittlere der drei Unterarmnerven, der Nervus medianus, der vom Unterarm in Hand und Finger zieht und zusammen mit den Fingersehnen im Karpaltunnel verläuft, geschwächt und druckanfällig. Die genauen Zusammenhänge sind jedoch bislang nicht geklärt.
Da das Versorgungsgebiet des Nervus medianus den Daumen, Zeige- und Mittelfinger sowie die daumenseitige Hälfte des Ringfingers umfasst, gehören Missempfindungen wie Kribbeln und Taubheitsgefühle in diesen Fingern, die im weiteren Verlauf oft über die Hand bis in den Unterarm ausstrahlen, zu den typischen Krankheitszeichen. Zudem können Schmerzen beim Greifen auftreten.
Das Ausmaß der Nervenschädigung hängt vor allem von Intensität und Dauer der Kompression ab. Bleibt ein Karpaltunnelsyndrom unbehandelt, kann der Nerv irreparabel geschädigt werden, sodass im Extremfall ein Schwund der Daumenmuskulatur möglich ist. Bei einigen Hashimoto-Patienten entwickelt sich ein Karpaltunnelsyndrom durch die Einnahme von L-Thyroxin mit der Zeit vollständig zurück, bei anderen halten die Symptome, trotz »guter« Hormoneinstellung, unvermindert weiter an. In diesen Fällen ist oft zusätzlich eine (orthopädische) Therapie notwendig, die darauf abzielt, den Druck auf den Nerv zu beseitigen. Idealerweise gelingt dies durch das Tragen einer speziellen Schiene, die das Handgelenk und eventuell auch den Unterarm ruhig stellt.

NATURHEILKUNDLICHE BEHANDLUNG

Homöopathie

Calcium carbonicum D6: siehe Müdigkeit, *Seite 121 ff.*

Rhus toxicodendron D30: siehe Angstzustände, *Seite 140 ff.*

Plumbum D6:

- *langsames Begriffsvermögen*
- *stille Melancholie, schweigsam*
- *überdrüssig und apathisch*
- *ein Mensch, der den äußeren Reizen gegenüber unempfindlich geworden ist, sich irgendwie zurückgezogen hat*
- *Alles ist geistig und körperlich erschlafft.*

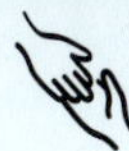

- *Das Einzige, das noch reizt, ist ein verbotener Nervenkitzel, der still und heimlich ausgelebt wird.*
- *furchtsam, unruhig und ängstlich*
- *häufig mit tiefen Furchen im Gesicht*
- *geistige Erschöpfung*
- *fortschreitende Arteriosklerose*
- ***Anwendungsempfehlung:** Nehmen Sie eine Woche lang täglich drei Globuli morgens ein. Warten Sie eine Woche, wiederholen Sie gegebenenfalls die Behandlung.*

Schüßler-Therapie

Nr. 2 Calcium phosphoricum D4: Salz der Knochen und Zähne. Es wird auch als Salz der »Fülle« bezeichnet, das unter anderem Knochen und Muskeln stärkt sowie Nervenreizungen beruhigt. Zur Behandlung eines Karpaltunnelsyndroms bietet sich vor allem die Anwendung in Salbenform an.

- *Menschen, die Calcium phosphoricum benötigen, sind oft angespannt, eher unentschlossen, mitunter auch schreckhaft.*
- ***Anwendungsempfehlung:** Tragen Sie mehrmals täglich einen 1 bis 2 Zentimeter langen Salbenstrang dünn auf die betroffene Stelle auf, so lange, bis die Beschwerden deutlich nachgelassen haben.*

Orthomolekulare Medizin

Vitamin B_6 (Pyridoxin) regelt zahlreiche zentrale Abläufe im Stoffwechsel (zum Beispiel im Eiweiß- oder Fettstoffwechsel) und ist zudem unentbehrlich für das Nervensystem, da es an der Herstellung seiner Botenstoffe beteiligt ist und deren Signalübertragung verbessert. Karpaltunnelsyndrom-Patienten benötigen mehr Vitamin B_6 als Gesunde, vor allem wenn sie gleichzeitig an Hashimoto erkrankt sind. Viele profitieren von einer Vitamin-B_6-Hochdosistherapie, mit der sich Bewegungsschmerzen, Fingerschwellungen und andere Symptome eines Karpaltunnelsyndroms oft bessern lassen. Zudem profitieren Hashimoto-Patienten von vielen weiteren positiven Eigenschaften des Vitamins. So trägt Vitamin B_6 zur Verringerung von Müdigkeit und Erschöpfung bei, unterstützt die Funktion des Immunsystems, fördert die Bildung der roten Blutkörperchen (Erythrozyten) und hilft bei der Regulierung der Hormontätigkeit.

- ***Therapieempfehlung:** Monopräparat, zum Beispiel Vitamin B_6 (Pure Encapsulations®)*
- ***Anwendungsempfehlung:** Nehmen Sie über zwei Monate zweimal täglich je eine Kapsel zu einer Mahlzeit ein.*

Zusätzlich hilft

- *Zur Linderung der Schmerzen und Missempfindungen helfen **Einreibungen**, zum Beispiel mit Traumeel (Heel). Tragen Sie auf Unterarm, Hand und Finger mehrmals täglich einen 1 bis 2 Zentimeter langen Cremestrang dünn auf.*

- *Zum Auftragen haben sich auch Zubereitungen mit* ***Arnika*** *als Tinktur – verdünnt – oder in Form von Fertigsalben (zum Beispiel von Weleda) bewährt.*
- ***Schonen Sie Handgelenk und Unterarm,*** *vermeiden Sie schmerzende Bewegungen.*
- ***Kalte Umschläge*** *wirken abschwellend und schmerzlindernd.*

Erhöhter Cholesterinspiegel

Häufige Begleiterscheinung einer Schilddrüsenunterfunktion ist – aufgrund des verlangsamten Stoffwechsels – ein verzögerter Abbau von Cholesterin. Dadurch kommt es zu einem Anstieg des Gesamtcholesterins und des gefäßschädigenden LDL-Cholesterins im Blut. Ein zu hoher LDL-Cholesterinwert ist einer der Risikofaktoren für die Entstehung einer Arteriosklerose und damit für Bluthochdruck und andere Herz-Kreislauf-Erkrankungen. Mitunter normalisiert sich ein erhöhter Cholesterinspiegel bei einer guten Hormoneinstellung.

NATURHEILKUNDLICHE BEHANDLUNG

Orthomolekulare Medizin

Vitalstoffe wie **Vitamin B_3** (Niacin), die Antioxidanzien **Vitamin C**, **Vitamin E** und **Traubenkernextrakt** können helfen, den Cholesterinspiegel zu kontrollieren und die »guten« HDL-Werte auf einem gesunden Niveau zu halten.

- ***Therapieempfehlung:*** *Kombinationspräparat, zum Beispiel HDL-Plus (Biogena).*
- *Anwendungsempfehlung: Nehmen Sie dreimal täglich je eine Kapsel zu den Mahlzeiten mit viel Wasser ein.*

Phytotherapie

Flohsamenschalen: siehe Gewichtszunahme, *Seite 131 ff.*

Urtinktur aus Artischockenblättern: Artischocken-Trockenextrakte sind bekannt für ihre leberschützende und leberregenerierende Wirkung.

- ***Therapieempfehlung:*** *Monopräparat, etwa die Cynara scolymus ø Urtinktur (Ceres).*
- ***Anwendungsempfehlung:*** *Nehmen Sie dreimal täglich drei Tropfen in Wasser ein.*

Zusätzlich hilft

- *Achten Sie auf eine* ***ausgewogene Ernährung*** *mit viel frischem Obst und Gemüse, Fisch (zweimal pro Woche) und fettarmen Milchprodukten. Wurst und Fleisch sollten in Maßen verzehrt werden. Verwenden Sie zum Kochen hochwertige Pflanzenöle, die reich an (gesunden) einfach ungesättigten Fettsäuren sind.*
- *Regelmäßige* ***körperliche Aktivität*** *wirkt sich positiv auf erhöhte Blutfettwerte aus.*

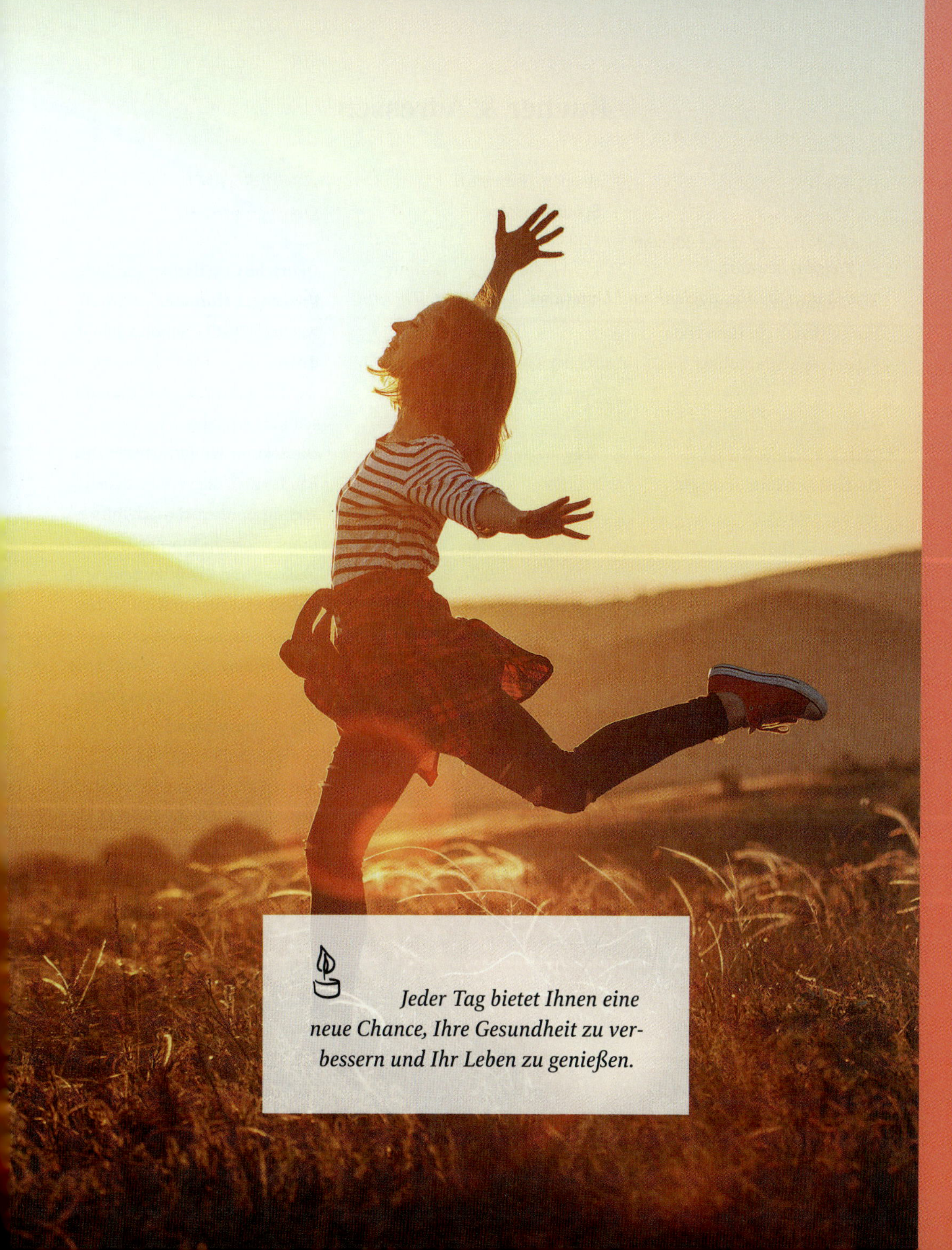
Jeder Tag bietet Ihnen eine neue Chance, Ihre Gesundheit zu verbessern und Ihr Leben zu genießen.

Bücher & Adressen

BÜCHER

Herold, Manfred; Conrad, Karsten; Sack, Ulrich
Autoimmunerkrankungen – Ein Leitfaden für Hausärzte.
Pabst Science Publishers

Kaufmann, Stefan (Hrsg.); Blasczyk, Rainer (Hrsg.)
Basiswissen Immunologie
Springer-Verlag

Meilinger, Michael
Autoimmunerkrankungen der Schilddrüse, von Basedow bis Hashimoto: Welche Rolle spielt die Genetik?
VDM Verlag Dr. Müller

Aus dem GRÄFE UND UNZER VERLAG

Elmadfa, Ibrahim; Muskat, Erich; Fritzsche, Doris; Meyer, Alexa Leonie
Die große GU Nährwert-Kalorien-Tabelle

Hauser, Hannah
Mach deine Schilddrüse stark

Heepen, Günther H.
Schüßler-Salze

Kraske, Eva-Maria
Säure-Basen-Balance

Schaenzler, Nicole
Superorgan Mikrobiom

Schaenzler, Nicole; Bieger, Wilfried
Laborwerte

Schaenzler, Nicole; Breitenberger, Markus
Autoimmunerkrankungen in den Griff bekommen

Schaenzler, Nicole
Risiko Bauchfett

Spitz, Jörg
Superhormon Vitamin D: So aktivieren Sie Ihren Schutzschild gegen chronische Erkrankungen

Wiesenauer, Markus; Kirschner-Brouns, Suzann
Homöopathie – Das große Handbuch

ADRESSEN
Deutschland

Deutsche Gesellschaft für Endokrinologie, Hormone und Stoffwechsel (DGE) – Sektion Schilddrüse
www.endokrinologie.net/sektion-schilddruese.php
Die Sektion Schilddrüse der DGE hat das Ziel, die verschiedenen Fachdisziplinen, die sich mit Pathophysiologie, Biochemie, Morphologie und Klinik der Schilddrüse befassen, zusammenzuführen.

Selbsthilfegruppen - Hashimoto Thyreoiditis und Morbus Basedow – Deutschland
www.kit-online.org/shgs
Auf der Website gibt es unter anderem eine Liste der überregionalen Selbsthilfegruppen zu Hashimoto-Thyreoiditis sowie Morbus Basedow.

Schilddrüsen-Liga Deutschland e. V.
www.kit-online.org/Schilddruesen-Liga
Ziele der Schilddrüsen-Liga Deutschland sind die Förderung

des Wissens um die Krankheiten der Schilddrüse, ihre Vorbeugung, Früherkennung und Behandlung.

Österreich und Schweiz

Das österreichische Schilddrüsenforum
www.schilddruesenforum.at
Gibt österreichischen Schilddrüsenpatienten die Möglichkeit, untereinander Erfahrungsberichte über ihre Erkrankung auszutauschen.

Österreichische Fachgesellschaft für Endokrinologie und Stoffwechsel (OEGS) – Sektion Thyreologie
www.oeges.at
Die OEGS fördert die experimentelle und klinische Forschung, Lehre und Praxis auf dem Gebiet der Endokrinologie und des Stoffwechsels.

Schweizerische Gesellschaft für Endokrinologie und Diabetologie (SGED-SSED)
www.sgedssed.ch
Die SGED-SSED ist eine anerkannte Fachgesellschaft von Ärzten und Forschern.

Verein Schilddrüsengruppe Schweiz
www.schilddruesen.ch
Selbsthilfegruppe für Menschen, die mit einer Schilddrüsenerkrankung leben müssen. Auf der Website sind auch die Selbsthilfegruppen in den Städten/Regionen aufgeführt.

BEZUGSQUELLEN

Biogena International GmbH & Co. KG
Lindenstraße 22
83395 Freilassing
www.biogena.com

Ceres Heilmittel AG
Schloss Türnich
50169 Kerpen
www.ceresheilmittel.de

Klösterl-Apotheke am Färbergraben
Färbergraben 12 Rgb.
80331 München
www.kloesterl-apotheke.de

pro medico GmbH (pure encapsulations®)
Ottobrunner Str. 41
82008 Unterhaching
www.purecaps.net/de

WALA Heilmittel GmbH
Dorfstraße 1
73087 Eckwälden/Bad Boll
www.walaarzneimittel.de

Weleda AG
Möhlerstraße 3
73525 Schwäbisch Gmünd
www.weleda.de/gesundheit

DANK

Unser besonderer Dank gilt dem Zentrum für Ernährungsmedizin und Prävention (ZEP) für die freundliche Überlassung von Rezepten (auf den Seiten 78 bis 115). Das ZEP ist ein Department der Inneren Medizin I des Krankenhauses Barmherzige Brüder München und gehört zu den größten ernährungsmedizinischen Zentren in Deutschland.
www.zep-muenchen.de

Sachregister

A

Abgeschlagenheit 11, 66
ACTH (adrenocorticotropes Hormon) 36
ACTH-Spiegel 35
Adaptogene, pflanzliche 59, 123
Addison-Krankheit 25, 35
Adipokine 60
adrenal fatigue 34
Adrenalin 32, 33, 66
Ähnlichkeitsprinzip 57
Algen 29, 75
Angstzustände 34, 140 ff.
Antikörper 12, 20 ff., 41, 47 ff.
Antioxidanzien 62, 72, 152
Arteriosklerose 74, 122
Arthritis, rheumatoide 18, 25, 149
Autoimmungastritis 18, 25
Autoimmunthyreoiditis 11

B

Basedow, Karl Adolph von 12
Basedow-Krankheit 12, 19, 21, 25
Blutdruck, niedriger 126 ff.
B-Lymphozyten (B-Zellen) 20, 23
Burn-out-Syndrom 33, 35

C

Calcitonin 13 f., 65
Cholesterinspiegel, erhöhter 152
Chronische lymphozytäre Thyreoiditis 11, 22
Colitis ulcerosa 18
Cortisol 33 ff., 67
- Tagesprofil 35 f.
Cortisolmangel 34
- Speicheltest 36, 68
C-Zellen 13 f., 65

D

Darmbarriere 43, 45, 59, 131
Darmreinigung 60
Darmtätigkeit, herabgesetzte 16, 134
Dejodierung 15
depressive Verstimmung 34, 55, 59, 66, 135 ff.
DHEA (Dehydroepiandrosteron) 35 f., 68
Diabetes 18, 25, 44, 61
Durchfall 46

E

Efeublätter 124
Ehrlich, Paul 10
Eisen 64 f.
Eisenmangel 64, 65, 144 f.
Epstein-Barr-Virus-Infektion 30
Erschöpfung 34 f., 45, 66, 121 ff., 142

F

Flohsamenschalen 132 f.
FODMAPs 42, 75
Follikelepithelzellen (Thyreozyten) 13 f.
Frieren 34, 126 ff.
fT3/4

G

Gärtner, Roland 27, 63
Gelenkschmerzen 16, 45, 149
Gewichtsverlust 12, 46
Gewichtszunahme 16, 131 ff.
Gliederschmerzen 121
Gluten 39 f., 75
glykämische Last 61, 67, 76, 77
glykämischer Index 76, 77
Goitrogene 76

H

Haarausfall 139 f.
Hahnemann, Samuel 57
Hashimoto, Hakaru 11
Hashimoto-Enzephalopathie 19
Hashitoxikose 46
Haut, trockene 129 ff.
Heiße Sieben 147
Hepatitis C 44
Herzrhythmusstörungen 128
Hormone, weibliche 37 ff.

I/J

Immunantwort 19, 34
Immuntoleranz 18
Insulinresistenz 44, 61

Jod 14 f., 21, 26 ff., 63, 72, 76, 132, 140
Johanniskraut 142

K

Kälteempfindlichkeit 11, 126 ff.
Karpaltunnelsyndrom 150 ff.
Kloßgefühl 45, 145 f.
Kolloid (Thyreoglobulin) 14
Konstitutionsmittel 57, 69
Konzentrationsstörungen 16, 55, 121
Körpertemperatur 51
Kropf (Struma) 11, 26, 76

L

Laktulose-Mannitol-Test 42
Lanthaniden 57
Leaky-Gut-Syndrom 40 ff., 59, 75, 77
Leber 15, 36, 59 f.
- Stärkung der 67 f., 134
Lithium 44, 49
Low-FODMAP-Diät 75
L-Thyroxin 29, 36, 40, 50, 65, 140 f., 150
L-Tyrosin 63, 66 f., 76
Lupus erythematodes 25, 149

M

Mangelerscheinungen 63 ff.
Mimikry-Modell, molekulares 30
Mitochondrien 16
Modalitäten 120
Morbus Addison 35
Morbus Crohn 18
Morbus Ormond (retroperitoneale Fibrose) 19
Müdigkeit 11, 31, 34, 55, 59, 121 ff.
Multiple Sklerose 18, 44
Muskelschmerzen 16, 45, 55, 146 ff.
Myxödem 129 f.

N

Nackenverspannungen 146 ff.
Nährstoffmangel 63 ff., 124, 144, 146
- Ausgleich 67 f.
Nebennieren 34 ff., 59
- Stärkung der 67 f.
Nebennierenerschöpfung 34 ff., 44
Nicht-Addison-Form 35
Noradrenalin 32, 33, 66

O

Omega-3-Fettsäuren 71 f., 73 ff., 137
Omega-6-Fettsäuren 72, 74
Ord-Thyreoiditis 11
orthomolekulare Medizin 63
Östrogen 37 f., 44

P

Parathormon 13 f.
PAS (polyglanduläres Autoimmunsyndrom) 25
Pfeiffersches Drüsenfieber 30
Prädisposition, genetische 25
Probiotika 59 f., 73
Progesteron 37 ff., 68
Psoriasis 18, 138

R

Regulationstherapie 45, 54 ff.
Ringelröteln 30
Röntgenkontrastmittel 21, 28
Rosmarin 127 f., 129, 140
rT3 (reverse T3) 34

S

Salz 26 ff., 76
Schiefhals 146
Schilddrüse 11 ff.
- Größe 12
- Knoten in der 26
- Stärkung der 67 ff.
- Vergrößerung der 12, 76
Schilddrüsen-Antikörper 20
Schilddrüseneinreibung 125
Schilddrüsenextrakt, natürlicher 56
Schilddrüsenhormone 13 ff., 34, 35, 36, 49 f.,
Schilddrüsenkrebs 26

Schilddrüsenüberfunktion 11, 140 f.
Schilddrüsenunterfunktion 16, 18, 34 f., 38, 46, 49 ff., 63
Schlaflosigkeit 12
Scholten, Jan 57
Schüßler-Salze 58
Schwangerschaft 28, 38, 50, 137
Schwermetallbelastung 44
Schwindel 121, 126
Schwitzen 12, 46
Seetang 29
Selen 27 f., 62, 63 ff., 68, 73, 76
Selenmangel 23, 27, 63
Serotonin 64, 68, 73, 136, 137
sexuelle Unlust 137 f.
Sjögren-Syndrom 25
Sklerodermie 25
Stimmungsschwankungen 73
Stress 23, 31 ff., 62
Stressbewältigung 45, 61
Szintigrafie 50

T

T3 (Trijodthyronin) 14 ff., 21, 28, 34, 36, 38, 49, 55, 63, 69, 129
freies 15, 34, 49, 51
T4 (Thyroxin) 14 ff., 21, 28, 34, 36, 38, 55, 63, 69
freies 49, 51
Tang 131, 132
Testosteron 37
TG (Thyreoglobulin) 14, 21
TG-Antikörper (TAK) 21 ff., 48, 51
T-Helferzellen 19, 22
Thyreoiditis, chronisch lymphozytäre 11, 22
Tight Junctions 40 f.
T-Lymphozyten (T-Zellen) 19
TPO (Thyreo-Peroxidase) 20 ff., 64
TPO-Antikörper (TPO-AK) 20 ff., 48, 51, 63, 125
TRAK (TSH-Rezeptor-Antikörper) 21, 48, 51
TRH (Thyreotropin Releasing Hormone) 14 f.
TSH (Thyreotropin) 14 f., 21, 32, 48 ff., 55, 121, 140
T-Zell-vermittelte Zytoxität 22

U/V/W

Ultraschalluntersuchung 22, 47 f.
Verstopfung 41, 130, 133, 134 f.
Vitamin B6 151
Vitamin B12 124 f.
Vitamin D 47, 63, 65 f.,146
Vitiligo 25
Wassereinlagerungen 129 ff.
Wechseljahre 37 f., 127, 137

Z

Zink 47, 62, 66 f., 68
Zittern 12, 46, 122
Zöliakie 18, 39 f., 75
Zonulin 41 f., 47
Zungenschwellung 129 ff.
Zwiebel-Trick 77
Zytokine (Botenstoffe) 20, 22

REZEPTREGISTER

Balsamico-Kalbsschnitzel 106
Basensuppe
Beerenhalbgefrorenes 103
Blitz-Brötchen 92
Feta-Tomaten-Salat 96
Frischkäsecreme auf Buchweizenbrot 82
Fruchtiger Bauernsalat 97
Gefüllte Hähnchenbrust 90
Gelber Fruchtzwerg 93
Krabben-Grapefruit-Salat 85
Linsensalat 86
Makrelenröllchen 110
Meerbarbe im Kartoffelbett 114
Mughlai-Sag-Spinat 102
Polentabacklinge 83
Pumpernickelsnack 105
Quinoa-Risotto 80
Rinderhack-Eintopf 108
Rote-Bete-Halwa 100
Rote-Bete-Kokos-Suppe mit Sprossen 95
Süßsaure Kichererbsen 98
Tabouleh-Salat 79
Tilapia-Kartoffel-Suppe 112
Zitronenrisotto 88

Impressum

aktualisierte Neuausgabe von Hashimoto ganzheitlich behandeln, GRÄFE UND UNZER VERLAG GmbH, 2018, ISBN 978-3-8338-6199-4

GU

GU ist eine eingetragene Marke der GRÄFE UND UNZER VERLAG GmbH, www.gu.de

ISBN 978-3-8338-9573-9
1. Auflage 2024

Projektleitung: Franziska Daub (Neuausgabe), Barbara Fellenberg (Erstausgabe)
Lektorat: Silke Panten
Bildredaktion: Nadia Gasmi
Cover und Umschlaggestaltung: ki36 Editorial Design, München, Sabine Skrobek
Layout: ki36 Editorial Design, München, Bettina Stickel
Herstellung: Petra Roth
Satz: Christopher Hammond
Reproduktion: Medienprinzen GmbH, München
Druck und Bindung: Firmengruppe APPL, aprinta druck, Wemding

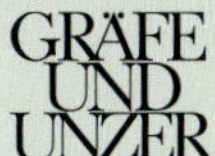

Ein Unternehmen der
GANSKE VERLAGSGRUPPE

Umwelthinweis:
Nachhaltigkeit ist uns sehr wichtig. Der Rohstoff Papier ist in der Buchproduktion hierfür von entscheidender Bedeutung. Daher ist dieses Buch auf PEFC-zertifiziertem Papier gedruckt. PEFC garantiert, dass ökologische, soziale und ökonomische Aspekte in der Verarbeitungskette unabhängig überwacht werden und lückenlos nachvollziehbar sind.

Die GU-Homepage finden Sie unter www.gu.de

Bildnachweis:
Cover: Getty Images
Rezeptfotos: GU/Stockfood Studios/Jan Wischnewski

Adobe Stock: Innenklappe vo. 2 u. 4, Innenklappe hi. 1 u. 2, S. 2_2 (Wh.), 8, 10, 24, 30, 70, 153; Getty Images: U3; GU-Archiv/Detlef Seidensticker: S. 13, 15; iStockphoto: Innenklappe hi. 4, S. 2_1 (Wh.); 2_3 (Wh.), 17, 52, 54, 118; privat: S. 6_1, 6_2; Stocksy.com: Innenklappe vo. 1; The Noun Project: 26, 27, 29, 43; Westend61: Innenklappe vo. 3, Innenklappe hi. 3, S. 5 u. (Wh.), 116

Syndication: Bildagentur Image Professionals GmbH, Tumblingerstr. 32, 80337 München
www.imageprofessionals.com

Wichtiger Hinweis
Die Gedanken, Methoden und Anregungen in diesem Buch stellen die Meinung bzw. Erfahrung der Verfasser dar. Sie wurden von den Autoren nach bestem Wissen erstellt und mit größtmöglicher Sorgfalt geprüft. Sie bieten jedoch keinen Ersatz für persönlichen kompetenten medizinischen Rat. Jede Leserin, jeder Leser ist für das eigene Tun und Lassen auch weiterhin selbst verantwortlich. Weder Autoren noch Verlag können für eventuelle Nachteile oder Schäden, die aus den im Buch gegebenen praktischen Hinweisen resultieren, eine Haftung übernehmen.

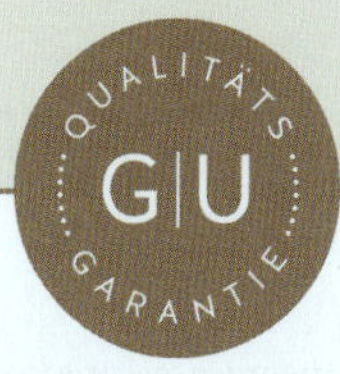

LIEBE LESERINNEN UND LESER,
wir wollen Ihnen mit diesem Buch Informationen und Anregungen geben, um Ihnen das Leben zu erleichtern oder Sie zu inspirieren, Neues auszuprobieren. Wir achten bei der Erstellung unserer Bücher auf Aktualität und stellen höchste Ansprüche an Inhalt und Gestaltung. Alle Anleitungen und Rezepte werden von unseren Autoren, jeweils Experten auf ihren Gebieten, gewissenhaft erstellt und von unseren Redakteur*innen mit größter Sorgfalt ausgewählt und geprüft.

Haben wir Ihre Erwartungen erfüllt? Sind Sie mit diesem Buch und seinen Inhalten zufrieden? Wir freuen uns auf Ihre Rückmeldung. Und wir freuen uns, wenn Sie diesen Titel weiterempfehlen, in Ihrem Freundeskreis oder bei Ihrem Online-Kauf.

Sollten wir Ihre Erwartungen so gar nicht erfüllt haben, tauschen wir Ihnen Ihr Buch jederzeit gegen ein gleichwertiges zum gleichen oder ähnlichen Thema um.

KONTAKT ZUM LESERSERVICE
GRÄFE UND UNZER VERLAG
Grillparzerstraße 12
81675 München
www.gu.de

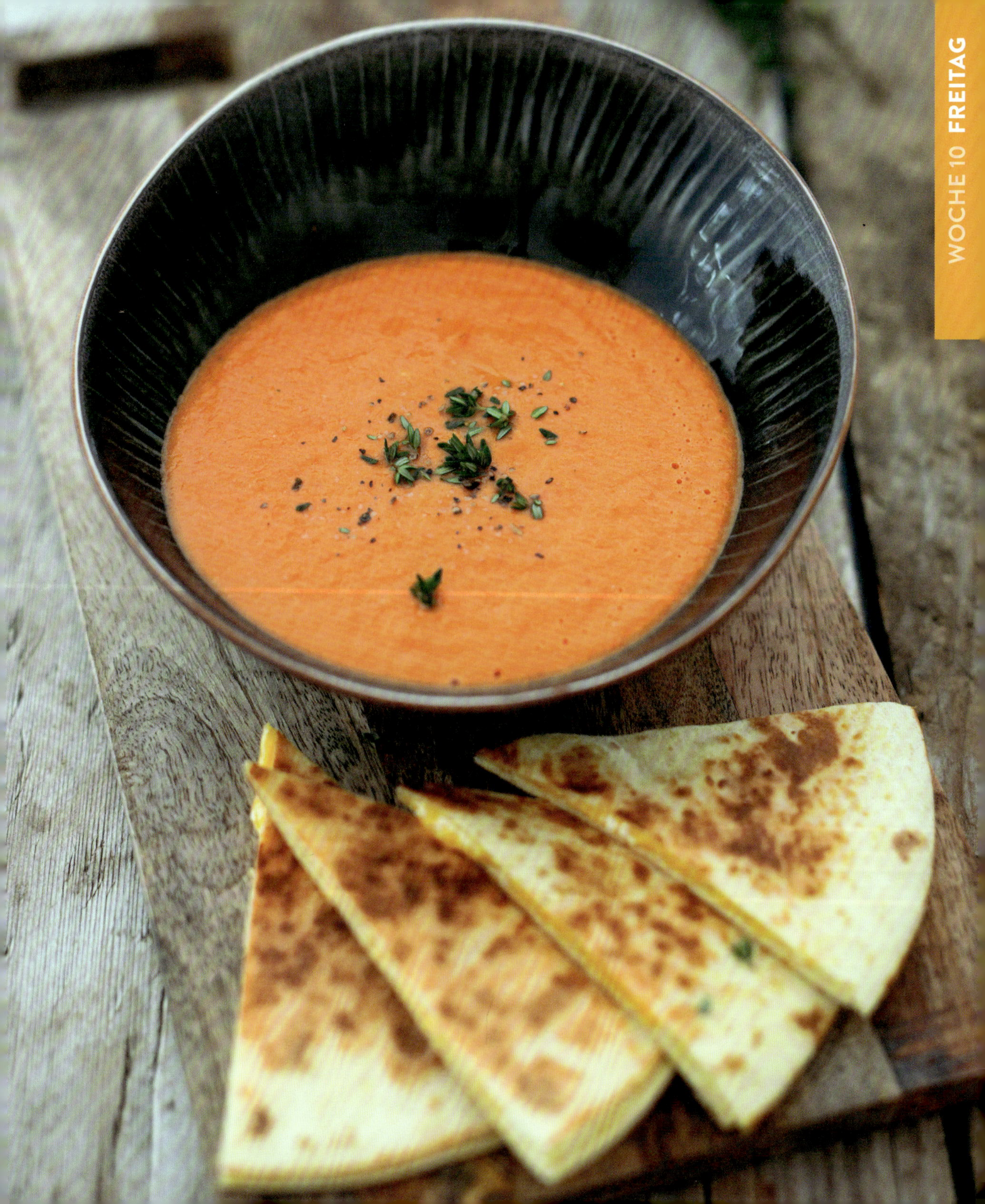

Kapitel-Register

Ratgeber 4
Allgemeine Hinweise 4
Meal Prep – vorkochen und genießen 6
Einkauf und Lagerung 8
Grundvorrat und Aufbewahrung 10
Handwerkszeug 12

Woche 1 14
Einkaufsliste Woche 1 16
SO: Vorbereitung 17
MO: Hähnchenbrustfilets mit Bulgur und Kürbis 20
DI: Wraps mit Grillgemüse und Hähnchen 22
MI: Minestrone 24
DO: Halloumi-Burger 26
FR: Pasta mit Cocktailtomaten und Pesto 28

Woche 2 30
Einkaufsliste Woche 2 32
SO: Vorbereitung 33
MO: Schnitzel mit jungen Kartoffeln und Kräutersauce 36
DI: Eintopf mit Bohnen, Kartoffeln und Parmesan 38
MI: Cosucous-Salat mit Kichererbsen und Ei 40
DO: Kartoffel-Blumenkohl-Curry mit Naan-Brot 42
FR: Schupfnudeln mit Tomaten-Bohnen-Sauce 44

Woche 3 46
Einkaufsliste Woche 3 48
SO: Vorbereitung 49
MO: Paella mit Würstchen und Garnelen 52
DI: Selleriecremesuppe mit geröstetem Knoblauch-Brot 54
MI: Gebratener Eierreis mit Asia-Gemüse 56
DO: Couscous mit Ofengemüse, Tomaten und Feta 58
FR: Zwiebel-Flammbrote mit Ofen-Paprika und Käse 60

Woche 4 62
Einkaufsliste Woche 4 64
SO: Vorbereitung 65
MO: Kürbisquiche mit Salat 68
DI: Hühnersuppe mit Nudeln 70
MI: Hühner-Kürbis-Curry mit Reis 72
DO: Gefüllte Blätterteigtaschen 74
FR: One-Pot-Pasta mit Brokkoli 76

Woche 5 78
Einkaufsliste Woche 5 80
SO: Vorbereitung 81
MO: Pizza mit Mais, Paprika und Salami 84
DI: Polenta-Pommes mit Lachs und Möhrensalat 86
MI: Eier mit Senfsauce und Backkartoffeln 88
DO: One-Pot-Penne mit Paprika-Salami-Sauce 90
FR: Spinat-Bulgur mit Spiegelei 92

Woche 6 94
Einkaufsliste Woche 6 96
SO: Vorbereitung 97
MO: Pitataschen mit Hackbällchen und Krautsalat 100
DI: Vegetarisches Chili mit Ciabatta und Schmand 102
MI: Hackbällchen-Pfanne mit Couscous 104
DO: Mie-Nudeln mit Asia-Kraut und Garnelen 106
FR: Nudelnester mit Apfel-Möhren-Rohkost 108

Woche 7 110
Einkaufsliste Woche 7 112
SO: Vorbereitung 113
MO: Schweinegeschnetzeltes mit Gemüse und Semmelknödeln 116
DI: Reis mit Peperonata, Brokkoli und Feta 118
MI: Gyros mit Zaziki und Gewürzbaguette 120
DO: Semmelknödel mit Spiegelei und Peperonata 122
FR: Kartoffel-Kohlrabi-Gratin mit Lachs 124

Woche 8 126
Einkaufsliste Woche 8 128
SO: Vorbereitung 129
MO: Zucchinipuffer mit Tomatensalat 132
DI: Shepherd's Pie mit Pastinakenhaube 134
MI: Garnelen in Tomatensauce mit Pastinakenpüree 136
DO: Nudelsalat mit Ofengemüse 138
FR: Fladenbrotpizza mit Spinat und Schinken 140

Woche 9 142
Einkaufsliste Woche 9 144
SO: Vorbereitung 145
MO: Schweinefleisch süßsauer aus dem Wok 148
DI: Tortellini-Auflauf 150
MI: Chinakohl-Rouladen in Paprika-Sahne-Sauce 152
DO: Überbackenes Ofenbaguette mit Salat 154
FR: Halloumi-Wraps 156

Woche 10 158
Einkaufsliste Woche 10 160
SO: Vorbereitung 161
MO: Lasagne mit Bratwurst-Bolognese und Zucchini 164
DI: Bratreis mit Pesto 166
MI: Zucchini-Nudeln mit Bolognese-Sauce 168
DO: Kartoffelsalat griechischer Art 170
FR: Tomatensuppe mit Quesadilla 172

Alphabetisches Register

B/C

Bratreis mit Pesto, Ei, Mais und Tomaten 166
Chinakohl-Rouladen in Paprika-Sahne-Sauce 152
Couscous mit Ofengemüse, Tomaten und Feta 58
Couscous-Salat mit Kichererbsen und Ei 40

E/F

Eier mit Senfsauce und Backkartoffeln 88
Eintopf mit Bohnen, Kartoffeln und Parmesan 38
Fladenbrotpizza mit Spinat und Schinken 140

G/H

Garnelen in Tomatensauce mit Pastinakenpüree 136
Gebratener Eierreis mit Asia-Gemüse 56
Gefüllte Blätterteigtaschen 74
Gyros mit Zaziki und Gewürzbaguette 120
Hackbällchen-Pfanne mit Couscous 104
Hähnchenbrustfilets mit Bulgur und Kürbis 20
Halloumi-Burger 26
Halloumi-Wraps 156
Hühner-Kürbis-Curry mit Reis 72
Hühnersuppe mit Nudeln 70

K/L

Kartoffel-Blumenkohl-Curry mit Naan-Brot 42
Kartoffel-Kohlrabi-Gratin mit Lachs 124
Kartoffelsalat griechischer Art 170
Kürbisquiche mit Salat 68
Lasagne mit Bratwurst-Bolognese und Zucchini 164

M/N

Mie-Nudeln mit Asia-Kraut und Garnelen 106
Minestrone 24
Nudelnester mit Apfel-Möhren-Rohkost 108
Nudelsalat mit Ofengemüse 138

O/P

One-Pot-Pasta mit Brokkoli 76
One-Pot-Penne mit Paprika-Salami-Sauce 90
Paella mit Würstchen und Garnelen 52
Pasta mit Cocktailtomaten und Pesto 28
Pitataschen mit Hackbällchen und Krautsalat 100
Pizza mit Mais, Paprika und Salami 84
Polenta-Pommes mit Lachs und Möhrensalat 86

R/S

Reis mit Peperonata, Brokkoli und Feta 118
Schnitzel mit jungen Kartoffeln und Kräutersauce 36
Schupfnudeln mit Tomaten-Bohnen-Sauce 44
Schweinefleisch süßsauer aus dem Wok 148
Schweinegeschnetzeltes mit Gemüse und Semmelknödeln 116
Selleriecremesuppe mit geröstetem Knoblauch-Brot 54
Semmelknödel mit Spiegelei und Peperonata 122
Shepherd's Pie mit Pastinakenhaube 134
Spinat-Bulgur mit Spiegelei 92

T/U

Tomatensuppe mit Quesadilla 172
Tortellini-Auflauf 150
Überbackenes Ofenbaguette mit Salat 154

V/W/Z

Vegetarisches Chili mit Ciabatta und Schmand 102
Wraps mit Grillgemüse und Hähnchen 22
Zucchini-Nudeln mit Bolognese-Sauce 168
Zucchinipuffer mit Tomatensalat 132
Zwiebel-Flammbrote mit Ofen-Paprika und Käse 60

IMPRESSUM

HINTER JEDEM TOLLEN BUCH STECKT EIN STARKES TEAM

Projektleitung: *Karin Garthaus*
Redaktion: *Annette Riesenberg*
Korrektorat: *Susanne Noll, Hennef*
Texte und Ratgeber: *Klaus Schäfer, Bonn; Alexander Dölle und Sarah Schocke, Frankfurt*
Rezeptberatung und -entwicklung: *Alexander Dölle und Sarah Schocke, Frankfurt*
Nährwertberechnungen: *Angelika Ilies, Langen*
Layout, Satz und Titelgestaltung: *Büro 18, Friedberg/Bayern*
Herstellung: *Frank Jansen*
Producing: *Jan Russok*
Druck & Bindung: *optimal media GmbH, Röbel*

UNSER VERLAGSHAUS

Mit Standorten in Hamburg und München zählt die Edel Verlagsgruppe zu den größten unabhängigen Buchanbietern Deutschlands. Zur Gruppe gehören die Verlage Dr. Oetker Verlag, Edel Sports, KARIBU und ZS.

Die Bücher und E-Books unter der Marke Dr. Oetker Verlag erscheinen als Lizenz in der Edel Verlagsgruppe GmbH
www.oetker-verlag.de
www.facebook.com/Dr.OetkerVerlag
www.instagram.com/Dr.OetkerVerlag

LIEBE LESERINNEN, LIEBE LESER,

seit 130 Jahren gibt es Dr. Oetker Bücher, viele davon sind seit Jahrzehnten im Programm. Mit jedem Buch, mit jeder Aktualisierung eines unserer Klassiker erfinden wir uns neu. Was bleibt, ist immer der Kern unserer Bücher: praktisch müssen sie sein und funktionieren muss alles. Gerne auch mal den einen oder anderen Kniff anbieten, den Sie vielleicht noch nicht kannten. Deshalb kommen Ihnen die Dr. Oetker Bücher so modern und frisch und doch so vertraut vor.

Viel Spaß und viel Erfolg wünschen wir Ihnen auch mit diesem Buch.
Ihre Dr. Oetker Verlagsredaktion

4. Auflage 2025

Neumühlen 17, 22763 Hamburg
ISBN: 978-3-7670-1794-8
Redaktionsanschrift:
Dr. Oetker Verlag,
Edel Verlagsgruppe GmbH,
Kaiserstraße 14b, 80801 München
www.oetker-verlag.de/kontakt
www.edelverlagsgruppe.de/kontakt

BILDNACHWEIS

Titelfotos: (unten) StockFood/Great Stock; (oben von links nach rechts) StockFood Studios/Jan Wischnewski; StockFood/Grablewski, Alexandra; StockFood/Gräfe & Unzer Verlag/Schütz, Anke; StockFood Studios, Simone Neufing
Foodfotografie: Studio Diercks Media GmbH (Silje Paul, Kai Boxhammer), Hamburg (S. 6 u., 98 r.); Eising Studio Food Photo & Video, München (S. 4, 5, 7, 9, 10, 11, 12, 13, 17, 34, 49, 65, 66, 81, 82 l., 83, 114 r., 121, 129 l., 130 r., 145, 146 m, 161 l., 162 r.); Antje Plewinski, Berlin (S. 6 r. o., 18 r., 33 l., 50 m., 51, 97 r., 98 l., 114 m., 130 m., 146 l., 162 l.); StockFood Studios, Simone Neufing (S. 15, 18 l., 21, 23, 25, 27, 29, 47, 50 l., 53, 55, 57, 59, 61, 95, 97 m., 101, 103, 105, 107, 109, 111, 113 m., 117, 119, 123, 125, 143, 146 m., 149, 151, 153, 155, 157); StockFood Studios, Jan Wischnewski (S. 31, 33 r., 37, 39, 41, 43, 45, 63, 67, 69, 71, 73, 75, 77, 79, 82 m., 85, 87, 89, 91, 93, 113 l., 127, 129 r., 133, 135, 137, 139, 141, 159, 161 r., 165, 167, 169, 171, 173)